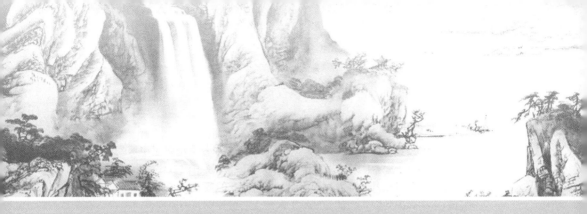

"读典故,知中医"系列

中医名人、传说与医事

总主编

范金成　　顾建钧

吴晓晖

主　编

郁东海　　康向清

李荣华　　尚　云

U0279117

上海科学技术出版社

内 容 提 要

本书为"读典故，知中医"系列丛书分册之一。本分册记录了中医发展史上曾有过突出贡献的名医大家、历史悠久的中医神话，以及中国古代医学行政管理、医学教育、分科及考核升迁等方面的组织机构与政令的典故。本书内容丰富，材料有本可循，生动形象地向广大读者展示中医的人文精神以及历史知识。

本书可作为中医爱好者了解中医的基础读物。

图书在版编目(CIP)数据

中医名人、传说与医事/郁东海等主编. —上海：上海科学技术出版社,2017.7

（读典故，知中医/范金成，顾建钧，吴晓晖总主编）

ISBN 978 - 7 - 5478 - 3575 - 3

Ⅰ.①中… Ⅱ.①郁… Ⅲ.①中国医药学—通俗读物 Ⅳ.①R2 - 49

中国版本图书馆 CIP 数据核字(2017)第 112186 号

全国古籍整理出版规划领导小组资助出版

中医名人、传说与医事
主编 郁东海 康向清 李荣华 尚 云

上海世纪出版股份有限公司
上海科学技术出版社 出版
（上海钦州南路 71 号 邮政编码 200235）
上海世纪出版股份有限公司发行中心发行
200001 上海福建中路 193 号 www.ewen.co
上海盛通时代印刷有限公司 印刷
开本 700×1000 1/16 印张 15
字数 160 千字
2017 年 7 月第 1 版 2017 年 7 月第 1 次印刷
ISBN 978 - 7 - 5478 - 3575 - 3/R·1374
定价：38.00 元

丛书编委会

总主编

范金成　顾建钧　吴晓晖

副总主编

郁东海　康向清　李荣华　尚　云

编　委

（以姓氏笔画为序）

丰晓溟　艾　静　叶　盛　兰　蕾
朱　俊　孙　敏　李华章　杨　文
杨燕青　杨燕婷　邴守兰　忻玉荣
卓鹏伟　骆文玮　骆智琴　郭彦忞
唐　英　唐晓婷　朗　卿　熊　俊
瞿　梅

编 委 会

主 编

郁东海　康向清　李荣华　尚　云

执行主编

骆智琴　孙　敏　杨燕青　唐　英

副主编

骆文玮　瞿　梅　李华章　郭彦态

编 委

（以姓氏笔画为序）

丰晓溟　王思语　叶　盛　朱　俊

杨燕婷　邴守兰　肖长芳　忻玉荣

张笑东　范赵翔　卓　伟　卓鹏伟

袁欣蓓　唐晓婷　朗　卿　蒋天君

熊　俊

丛书前言

中华民族文化博大精深、源远流长，中医药文化更是华夏文明史上的一颗璀璨明珠。她诞生在远古，孕育在民间，历经世代沿革，为我们中华民族留下了数之不尽的动人传说。而她的一系列典故与传说，旨趣幽深，医理彰显，饱含大道，又不乏生动，值得我们细细品味并继承发扬。但是，由于中医传承年代久远，大量典故传说分散在不同的文献资料中，明珠暗藏，难以企及。复因其文体词汇多古朴艰涩，对于非专业的中医药爱好者而言，成了一道巨大的难以与之接触的鸿沟。同时在西方医学的冲击下，中医专业人员对于古代的典籍研习往往不够充分，没有充分做到追溯本源，端视史料，发煌古义，以古证今。鉴于此，我们启动了"读典故，知中医"系列丛书的编写工作。本系列丛书将大量的典故传说进行汇集整理，精心注释生僻字，力求通俗易懂，以期更好地传承中医药文化遗产、宣传中医药文化、普及中医药知识。

"读典故，知中医"系列丛书从历代史书、传记、医籍中筛选记载有中医各方面典故内容的书目，并从这些书目中挖掘、整理、筛选出比较完整，且具有代表性的中医药典故，以规范的格式加以编撰。收集的中医典故内容包括中医名人、中医传说、中医医话、中医医事、中医方药、中医趣案等内容，共600余条中医典故。本丛书内容丰富，结构简洁，语言精练，知识性与实用性兼具，充分展现了中医药文化特色，反映了中华民族的历史传统和文化积淀，可使广大读者通过本丛书的典故知晓、了解中医药学各方面的基本知识内容。

本系列丛书分为6个分册。《中医故事》介绍了中医与中华文化的渊源、历代名家与中医的故事等内容。《中医名人、传说与医事》记录了中医发展史上曾有过突出贡献的名医大家、历史悠久的中医神话，以及中国古代医学行政管理、医学教育、分科及考核升迁等方面的组织机构与政令的典故。《中医医话》介绍了医家临床治病的心得体会、对医学问题的考证讨论，并收录了一些与中医相关的零碎笔记。《中医医理与方药》涵盖了中医诊断和治疗的原理，并别有特色地介绍了一些现代较少见、少用的中药或者方剂典故。《中医趣案（上、下）》是古代医家治疗疾病时体现中医简、便、验、廉特点的典故，反映了中医学在诊疗方面与社会生活环境、日常饮食起居、气候地域情志等的相关性。丛书通篇紧扣中医药的主题，力图涵盖各个层面，对于宣扬中医药文化，厘正社会上存在的一些偏颇的养生保健理念，具有积极的意义，对中医药专业人员亦有裨益。

本系列丛书每一个故事均由出处、原文、注解、白话文四个部分组成。"出处"按照朝代、作者、所出文献进行说明，力争做到考证准确，故事来源有理有据。"原文"保留故事的原文，其目的有二：充分尊重原作者的创作，同时也面向对古文感兴趣的读者。"注解"将古文中的难词、生僻词、关键词以及对文章理解有重要意义的词一一进行标注，并按照顺序进行解释，为读者理解古文提供一定的帮助。"白话文"是对古文的白话文翻译，在注释关键词和绝不变动其学术研究价值的基础上，尽量做到翻译内容的准确到位，同时尽力做到白话文生动有趣、通俗易懂，使普通百姓也能阅读深入浅出的千古中医故事，认识名药名方，领悟中医文化精髓。

本书由上海市浦东新区卫生和计划生育委员会中医药发展与科

教处牵头,得到了上海中医药大学等单位的大力协助,从确定主题、研究文献、收集素材,到统一体例、注释关键词和译文的考证校对,历时近 3 年,努力做到通俗易懂、深入浅出,使读者在轻松阅读间了解千古杏林传奇,博览经典中医名著,认识名药名方,领悟中医文化精髓。

真诚希望本书能进入广大国人的视野,在全社会发挥积极影响,为推动中医药文化的传播并焕发新的生命力贡献绵薄之力。

虽然编写者竭力而为,但内容驳杂之下,本书难免存在一定的疏漏与瑕疵,在此请同道与读者批评斧正。

编著者

2017 年 2 月

编写说明

本书为"读典故，知中医"丛书之一。这套由中医专业人士编写的丛书，分别就故事、名人、传说、医事、医话、医理、方药、趣案等多个方面介绍中医。丛书中所有典故、医案等都来自古代文献资料，有据可依，翻译通俗易懂，又有专业背景支撑。而本书正是针对中医名人、传说与医事而撰写的分册。

中医源远流长，在历史长河中涌现了诸多中医大家，有的为世人熟知，如神农尝百草、神医扁鹊、医圣张仲景、药圣孙思邈、本草巨擘李时珍，有的却仅为中医人士所知，如儿科鼻祖钱乙、滋阴派创始人朱丹溪等，还有的医家在历史长河中为世人所遗忘。本分册不仅收录了中医发展史上曾有过突出贡献的名医大家、历史悠久的中医传说，同时还收录了中国古代医学行政管理、医学教育、分科及考核升迁等方面的组织机构与政令的典故，生动形象地向广大读者展示中医的人文精神以及历史知识，可以作为中医爱好者以及医史爱好者了解中医的基础读物。

本书从确定主题、研究文献、收集素材，到统一体例、注释关键词和译文的考证校对，历时近3年，尽量做到翻译内容的准确到位与生动有趣，在绝不变动其学术研究价值的基础上，尽力做到通俗易懂、深入浅出，使读者在轻松阅读间了解千古杏林传奇，领悟中医文化精髓。

目 ◉ 录

半痴山人

【出处】 〔民国〕赵尔巽《清史稿·艺术一》。

【原文】 士雄①,字孟英,浙江海宁人。居于杭,世为医。士雄读书砺行②,家贫,仍以医自给。咸丰中,杭州陷,转徙上海。时吴越避寇者麕③集,疫疠大作,士雄疗治,多全活。旧著《霍乱论》,致慎于温补,至是重订刊行,医者奉为圭臬④。又著《温热经纬》,以轩、岐、仲景之文为经,叶、薛诸家之辨为纬,大意同章楠⑤注释,兼采昔贤诸说,择善而从,胜楠书。所著凡数种,以二者为精详。

【注解】 ① 士雄:即王士雄(1808—1868),中医温病学家,号梦隐(一作梦影),又号潜斋,别号半痴山人、睡乡散人、随息居隐士、海昌野云氏(又作野云氏),祖籍浙江海宁盐官,迁居钱塘(今浙江杭州)。② 砺行:磨砺品行。③ 麕:成群。④ 圭臬:圭是古代帝王或诸侯在举行典礼时拿的一种玉器,臬指古代测日影的标杆,圭臬比喻准则或法度。⑤ 章楠:清代医家,注重医学理论修养,反对以章句曲解医理,对前人医典敢于发表己见,撰有《医门棒喝》四卷。

【白话文】 王士雄,字孟英,浙江海宁人。居于杭州,世代为医。王士雄用功读书磨砺自己的品行,家中贫困,以行医谋生。咸丰年间,杭州沦陷,他转而到上海。当时吴越之地躲避强匪倭寇的人聚集在一块儿,瘟疫大作,王士雄便为他们施治,多痊愈活命。他早年著有《霍乱论》,慎用温补之法,此时又重新修订并印刷发行,医者多将其奉为准则。王士雄又著有《温热经纬》,以轩辕、岐伯、张仲景之学为经,以叶桂、薛雪诸家之言论为纬,大意和章楠注释相同,兼以采集先贤们的论述并择其善而从之，胜过章楠的书。王士雄所写的书很多，《霍乱论》和《温热经纬》这两本书最为精妙翔实。

抱独老人

【出处】〔清〕张廷玉等《明史·方伎》。

【原文】 王履①，字安道，昆山人。学医于金华朱彦修，尽得其术。尝谓张仲景《伤寒论》为诸家祖，后人不能出其范围。且《素问》②云"伤寒为病热"，言常不言变，至仲景始分寒热，然义③犹未尽。乃备常与变，作《伤寒立法考》。又谓《阳明篇》无目痛，《少阴篇》言胸背满不言痛，《太阴篇》无嗌干④，《厥阴篇》无囊缩⑤，必有脱简⑥。乃取三百九十七法，去其重者二百三十八条，复增益之，仍为三百九十七法。极论内外伤经旨异同，并《中风》《中暑辨》，名曰《溯洄集》，凡二十一篇。又著《百病钩玄》二十卷，《医韵统》一百卷，医家宗之。履工⑦诗文，兼善绘事。尝游华山绝顶，作图四十幅，记四篇，诗一百五十首，为时所称。

【注解】 ① 王履：元末明初医学家、画家、诗人，号畸叟，又号抱独老人，约生于元至顺三年（1332 年），卒年不详，学医于朱丹溪。②《素问》：全名《黄帝内经素问》，现存最早的中医理论著作，相传为黄帝创作，大约成书于春秋战国时期。③ 义：同"意"。④ 嗌干：咽干。⑤ 囊缩：阴囊收缩。⑥ 脱简：原指简片散失，后泛指书本有缺页或文字有脱漏。⑦ 工：善于，长于。

【白话文】 王履，字安道，昆山人。师从金华朱彦修学医，完全得其真传。曾认为张仲景的《伤寒论》是各家医学的鼻祖，后人未能超出他的范围。并且认为《素问》说"伤寒为热病",这句话只考虑到常证没有说到变证,至仲景才开始把伤寒分为寒热两类,但还是没有表达清楚。于是他完善了常证与变证之说,撰《伤寒立法考》。又认为《阳明篇》中无目痛之说,《少阴篇》中只讲胸背胀满而不说痛,《太阴篇》中不说咽喉干,《厥阴篇》无囊缩之说,必有缺页或脱漏。他取三百九十七法,去其重复者二百三十八条,又增加新的,仍为三百九十七法。透彻地论述了内外伤病的异同,将《中风》《中暑辨》合为《溯洄集》,总共二十一篇。又著有《百病钩玄》二十卷,《医韵统》一百卷,受到医家的推崇。王履还擅长写诗文,又擅于绘画。曾游玩至华山的顶峰,作画四十幅,写游记四篇,写诗一百五十首,被当时的人所称赞。

北宋医王

【出处】〔元〕脱脱等《宋史·列传第二百二十一》。

【原文】庞安时①,字安常,蕲州蕲水人。儿时能读书,过目辄记。父,世医也,授以脉诀。安时曰:"是不足为也。"独取黄帝、扁鹊之脉书治②之,未久,已能通其说,时出新意,辨诘不可屈,父大惊,时年犹未冠③。已而④病聩⑤,乃益读《灵枢》《太素》《甲乙》诸秘书,凡经传百家之涉其道者,靡不通贯。尝曰:"世所谓医书,予皆见之,惟扁鹊之言深矣。盖所谓《难经》者,扁鹊寓术于其书,而言之不详,意者使后人自求之欤!予之术盖出于此。以之视浅深,决死生,若合符节⑥。且察脉之要,莫急

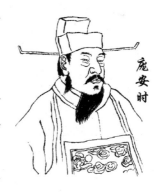

庞安时

于人迎、寸口。是二脉阴阳相应，如两引绳，阴阳均，则绳之大小等，故定阴阳于喉、手，配覆溢⑦于尺、寸，寓九候⑧于浮沉，分四温于伤寒。此皆扁鹊略开其端，而予参以《内经》诸书，考究而得其说。审而用之，顺而治之，病不得逃矣。"又欲以术告后世，故著《难经辨》数万言。观草木之性与五藏之宜，秩⑨其职任，官⑩其寒热，班⑪其奇偶，以疗百疾，著《主对集》一卷。古今异宜，方术脱遗，备阴阳之变，补仲景《论》。药有后出，古所未知，今不能辨，尝试有功，不可遗也，作《本草补遗》。

为人治病，率⑫十愈八九。踵门⑬求诊者，为辟邸舍居之，亲视饘粥⑭、药物，必愈而后遣；其不可为者，必实告之，不复为治。活人无数。病家持金帛来谢，不尽取也。

有问以华佗之事者，曰："术若是，非人所能为也。其史之妄乎！"年五十八而疾作，门人请自视脉，笑曰："吾察之审矣。且出入息亦脉也，今胃气已绝，死矣。"遂屏⑮却药饵。后数日，与客坐语而卒。

【注解】　① 庞安时：生卒年约 1042—1099，自号蕲水道人，蕲水（今湖北浠水县）人，被誉为"北宋医王"。② 治：从事研究。③ 未冠：古礼男子年二十而加冠，故未满二十岁为"未冠"。④ 已而：不久，后来。⑤ 聩：聋。⑥ 若合符节：比喻两者完全符合。⑦ 覆溢：中医脉象的一种，又名关格脉。⑧ 九候：中医脉诊将切脉部位分为上（头部）、中（手部）、下（足部）三部，每部各分天、地、人三候，共九候。⑨ 秩：整编次序。⑩ 官：同"管"，管制，管理。⑪ 班：分割，分清。⑫ 率：大约。⑬ 踵门：登门、上门。⑭ 饘粥：稠粥。⑮ 屏：除去、排除。

【白话文】　庞安时，字安常，蕲州蕲水人。儿时擅长读书，过目不忘。父辈，世代从医，传授他脉诀。安时说："这些不足以用来看病。"只拿黄帝、扁鹊的脉书来研读，不久，自己能通晓他们的理论，时常悟出新的见解，和人争辩从不屈服，父亲大为惊奇，当时他还未满二十岁。不久因患病而耳聋,于是刻苦研究《灵枢》《太素》《甲乙》等珍贵罕见的医书,凡经史百家涉及的医学内容,没有不能融会贯通的。他曾经说:"世上所谓的医书,我基本上都看了,惟有扁鹊的言论比较深奥。所说的《难经》,扁鹊把医学的奥秘都写在这本书里,但是说得不详细,用意是让后人自己在其中寻找出医学的真谛!我的医术主要来源于此。用扁鹊教授的医术诊查疾病的深浅,判断病人的生死没有不符合的。而且诊察脉象的要点,最重要的莫过于人迎脉和寸口脉。这两脉阴阳相互呼应,如两根互相影响的绳子,阴阳平衡,则绳的大小相等,所以规定阴阳在喉、手,在尺、寸配合覆溢脉来诊断,把九候的脉象寓于浮沉,把四季温热病和伤寒区别开来。扁鹊《难经》大体开启了诊治这两种脉象的端倪,而我参考《内经》等书籍,考究以后得出这种结论。仔细考察病证以后应用它们,用这些学说来治病,所有疾病都逃不出这一范围。"他想把自己的医术告诉后世,所以撰写了《难经辨》数万字。观察草木的性质与五脏的关系,整编排列它们功用的次序,认清它们的寒热,分清它们的奇偶,用来治疗各种疾病,著有《主对集》一卷。考证古今的差异,医方和医术的缺漏遗失之处,完备解释阴阳变化情况的学说,补充张仲景的《伤寒论》。有后来才被使用的药物,古时候没有记录的,今人不能辨认的,经过尝试,确有功效的不应该遗漏,为此他写了《本草补遗》一书。

庞安时为人治病,十有八九都能痊愈。对于登门求医的病人,庞安时腾出房间给他们居住,并且亲自察看患者喝的稠粥、药物,一定要等病人痊愈然后才让他们回家;那些无法救治的病人,一定如实告诉他们病情,不再为他们治疗。治好了无数的病人。病人拿金帛来感谢的,他并不是全都收下。

有人曾问他有关华佗的事,他说:"华佗医术如此高明,不是人所能达到的,大概史书的记载也有些夸大没有具体根据吧!"五十八岁那年疾病发作，他的学生请求他给自己诊脉，他笑着说："我已仔细地研究了。而且呼吸出入也是脉象，现在我的胃气已绝，就要死了。"于是他不再服用药物。过了几天，坐着与客人谈话时去世了。

本草巨擘

【出处】 〔清〕张廷玉等《明史·李时珍传》。

【原文】 李时珍，字东璧，蕲州人，好读医书。医家本草，自神农所传止三百六十五种，梁陶弘景所增亦如之，唐苏恭增一百一十四种，宋刘翰又增一百二十种，至掌禹锡、唐慎微萃①，先后增补合一千五百五十八种，时称大备。然品类既烦，名称多杂，或一物而析为二三，或二物而混为一品，时珍病②之。乃穷搜博采，芟③烦补阙，历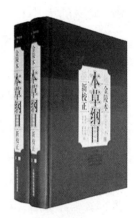三十年，阅书八百余家，稿三易而成书，曰《本草纲目》。增药三百七十四种，厘④为一十六部，合成五十二卷。首标正名为纲，余各附释为目，次以集解详其出产、形色，又次以气味、主治附方。书成，将之上朝，时珍遽⑤卒。未几，神宗诏修国史，购四方书籍。其子建中以父遗表及是书来献，天子嘉之，命刊行天下，自是士大夫家有其书。时珍官楚王府奉祠正，子建中，四川蓬溪知县。

【注解】 ①萃：群，类。聚在一起的人或事物。②病：担心，忧虑。③芟：割草，引申为删除。④厘：整理。⑤遽：突然。

【白话文】 李时珍，字东璧，蕲州人，爱好读医书。用于医治的药物，从神农传下来的药物有三百六十五种，梁陶弘景所增添的药物数量与神农的差不多，唐代苏恭增加了一百一十四种，宋代刘翰又增加了一百二十种，到掌禹锡、唐慎微这一辈人，先后增补合计一千五百五十八种，当时认为很完备了。但是品类分得繁多，名称又杂乱，有的一物分为二三，有的两物混为一品，李时珍担忧这种状况。于是穷搜博采，删除繁杂，增补缺漏，历时三十年，查阅了八百余家医药书籍，稿本经多次修改才成书，书名叫《本草纲目》。书中增加药物三百七十四种，分为一十六部，合成五十二卷。首先标正名作为纲目，接下来附上各家注释为目，然后用集解详细记录该药物的产地、形状、色泽，又把气味、主治某病的方剂附上。书编好后，准备进献给朝廷，李时珍却突然去世。不久，神宗皇帝下诏修国史，重赏征求各地书籍。李时珍儿子建中拿他父亲的遗表和这部书献给朝廷，天子十分赞赏这部书，下令刊行天下，从此士大夫家里都有这部书。李时珍做过楚王府奉祠正官职，儿子李建中，做过四川蓬溪知县。

鬓眉复生

【出处】〔宋〕李昉《太平广记》。

【原文】 苏州常熟县元阳观单尊师，法名以清。大历中，常往嘉兴。入船中，闻香气颇甚，疑有异人①。遍目舟中客，皆贾②贩之徒，唯船头一人，颜色颇殊，旨趣③恬静。单君至中路，告船人，令易席座船头，就与言也。既并席之后，香气亦甚。单君因从容问之。答曰："某本此地人也，少染大风④，眉发皆落，自恶不已，遂私逃于深山，意任虎豹所食。数日，山路转深，都无人迹。忽遇一老人问曰：'子何人也，远入山谷。'某具述本意。老人哀之。视曰：'汝疾得吾，今能差矣。

可随吾行。'因随老人行，入山十余里，至一涧，过水十余步，豁然广阔，有草堂数间。老人曰：'汝未可便入，且于此堂中待一月日⑤，后吾自来看汝。'因遗丸药一裹，令服之。又云：'此堂中有黄精、百合、茯苓、薯蓣、枣、栗、苏、蜜之类，恣⑥汝所食。'某入堂居，老人遂行，更入深去。某服药后，亦不饥渴，但觉身轻。如是凡⑦经两月日，老人方至。见其人笑曰：'尔尚在焉，不亦有心哉！汝疾已差，知乎？'曰：'不知。'老人曰：'于水照之。'鬓眉皆生矣，色倍少好。老人曰：'汝未合久居此。既服吾药，不但祛疾，可长生人间矣。且修行道术，与汝二十年后为期。'"

【注解】 ①异人：有特殊才能的人。②贾：做买卖的人。③旨趣：原指目的与大意。此处可作性情偏向解。④大风：麻风病。⑤日：时间。⑥恣：随意。⑦凡：总共。

【白话文】 苏州常熟县元阳观里有一位单尊师，法名叫以清。大历年间，有一次他到嘉兴去。走进船中，闻到一股很大的香气，怀疑船中有奇异的人。他把船中人逐个打量，见他们全都是商贩之类的人物，只有船头上的一个人，模样很是与众不同，性格很恬静。单尊师走到半路上，告诉船家，把他的座席换到船头上去，想靠近那个人说话。二人的座席靠近之后，单尊师闻到更浓的香气。单尊师于是很自然地问产生香气的原因，那人回答说："我本来就是这地方人，小时候得了麻风病，眉毛、头发全掉光了，自己也很厌恶自己，就私自逃进深山，打算让虎豹吃掉算了。走了几天，山路渐渐转深，全都没有人迹了。忽然遇上一位老人，问我：'你是什么人？为什么跑到深山老林里来？'我详细地说明了本意。老人可怜地看着我说：'你的病遇上我，现在就可以好了，你可以跟着我走。'于是我就跟着老人走，进山十几里，来到一处山涧，渡过涧水十几步，山谷豁然广阔了，出现了几间草房。老人说：'你不能马上就进去，暂且在这草房里住上一个多月，以后我自然会来看你。'于是老人送给我一包丸药，让我服用。他又说：'这草房里有黄精、百合、茯苓、山药、枣、栗子、苏子、蜂蜜等东西，你随便吃。'我进屋住下，老人就走了，向更深的山中走去。我吃了药之后，也不知饥渴，只觉得身体很轻盈。如此一共过了两个多月，老人才来。他见了我便笑道：'你还在这儿呢？这不也是很有恒心吗？你的病已经好了，知道吗？'我说：'不知道。'老人说：'到水边去照照！'我去一照，见头发、眉毛全长出来了，颜色比小时候更好。老人说：'你不应该长住在这里。吃了我的药之后，不只治病，还能长生不老呢！你要好好修行道术，二十年之后我再和你相见。'"

不死之草

【出处】　〔西汉〕东方朔《海内十洲记》。

【原文】　祖洲近①在东海之中，地方五百里，去西岸七万里，上有不死之草，草形如菰②，苗长三四尺，人已死三日者，以草覆之，皆当时活也，服之令人长生。昔③秦始皇大苑④中，多枉死者横道，有鸟如乌状，衔此草覆死人面，当时起坐而自治也。有司闻奏，始皇遣使者赍⑤草，以问北郭鬼谷先生。鬼谷先生云：此草是东海祖洲上，有不死之草，生琼田⑥中，或名曰养神芝，其叶似菰，苗丛生，一株可活一人。始皇于是慨然言曰：可采得否？乃使使者徐福，发童男童女五百人，率摄楼船等入海寻祖洲，遂不返。福，道士也，字君房，后亦得道也。

【注解】　① 近：将近，差不多。② 菰：植物名，禾本科，菰属，嫩茎称"茭白""蒋"，可做蔬菜。果实称"菰米"。③ 昔：以前，从前。④ 苑：本义是养禽兽植树木的地方，后来多指帝王游乐打猎的地方。⑤ 赍：怀抱着，带着。⑥ 琼田：传说中能生灵草的田。

【白话文】 祖洲在东海之中，占地五百里，距离海岸七万里，岛上有不死之草，草的形状如同菰，苗长三四尺，死了三天的人，用不死草覆盖在身上，能即刻复活了，服用它可使人长生不老。以前秦始皇的游猎场里经常有枉死的人横尸路上，有像乌一样的鸟衔了这不死草盖在人脸上，那人立刻起来恢复正常了。有官员报告朝廷，秦始皇派遣使者带着不死草，求问城北的鬼谷先生。鬼谷先生说："这东海祖洲上，有不死之草，生在琼田里，又名养神芝，它的叶子像菰，苗丛生，一株可救活一人。"秦始皇于是感慨地说："能否采得到？"于是派遣使者徐福，携带童男童女五百人出发，带着楼船等物资入东海寻找祖洲，最终没有返回。徐福是个道士，字君房，后来也得道了。

苍术驱邪

【出处】 〔明〕江瓘《名医类案》。

【原文】 乾道中，江西有一士人赴调都下，游西湖，民间一女子，明艳动人，求之于其父母，重币不纳①，归家不复相闻。又五年赴调寻旧游，茫无所睹，怅然空还。忽遇女子于中途，呼揖问讯，甚喜，扣其徙舍之由。女曰：我久适人②，夫坐库事系狱未解，子能过我茶否？士欣然并行，过旅馆。子曰：此可栖止，无庸③至吾家。留半岁，将欲挟以偕逝。女始敛衽④曰：向⑤自君去，忆念之苦，感疾而亡。今非人也，无由陪后乘⑥，但阴气侵君深，当暴泻，宜服平胃散，补安精血。士闻语，惊惋曰：

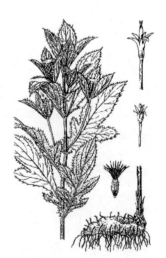

药味皆平,何得功效? 女曰:中用苍术,去邪气,乃为上品。

【注解】 ① 纳:接纳,接受。② 适人:谓女嫁人。③ 庸:通用。
④ 敛衽:元代以后指女子的拜礼。⑤ 向:以往。⑥ 后乘:随后的车
马,意为追随、陪同。

【白话文】 乾道年间,江西有一个读书人去杭州赴调,游玩西湖
时,碰到一个平民女子,异常漂亮娇艳,便去她家提亲,纵使用了很多钱
做聘礼,她父母也不肯,于是他就只能回家了,与这女子便再也没了联
系。过了五年,他再次赴调到杭州,他又去找那女子,结果什么都没有
找到,十分惆怅。在回去路上,突然碰到了个女子,他非常惊喜,追问她
为什么搬家了。女子说:"我已经嫁人很久了,丈夫因为公家的事有了
牢狱之灾,您能和我喝杯茶么?"读书人欣然同意,和女子一路走到了旅
馆。读书人说:"你可以住在这里,不用到我家去。"就此读书人呆了半
年,感情愈见愈深,便准备带着该女子私奔。女子知道后,整理了衣冠
行礼说:"之前您离开后,我苦苦思念您,便生了重病死去,如今您看到
的我并不是活人,我也不能够和您共度余生,但是我的阴气已经深深地
侵入了您的体内,会引起暴泻,需要服用平胃散,使精血平稳。"读书人
听完她说的话,震惊而又惋惜地说:"平胃散中都是普通而平性的药,
怎么会有如此功效?"女子说:"方中有苍术,是攻克邪气的好药。"

沧州老翁

【出处】 〔清〕张廷玉等《明史·方伎》。

【原文】 吕复①,字元膺,鄞②人。少孤贫③,从师受经。后以母
病求医,遇名医衢④人郑礼之,遂谨事之,因得其古先⑤禁方及色脉药

论诸书，试辄有验。乃尽购古今医书，晓夜研究，自是出而行世，取效若神。其于《内经素问》《灵枢》《本草》《难经》《伤寒论》《脉经》《脉诀》《病原论》《太始天元玉册公诰》《六微旨》《五常政》《元珠密语》《中藏经》《圣济经》等书，皆有辨论。前代名医如扁鹊、仓公⑥、华佗、张仲景至张子和、李东垣诸家，皆有评骘⑦。所著有《内经或问》《灵枢经脉笺》《五色诊奇眩》《切脉枢要》《运气图说》《养生杂言》诸书甚众。浦江戴良采其治效最著者数十事，为医案。历举仙居、临海教谕⑧，台州教授⑨，皆不就。

【注解】　①吕复：生卒年不详，元末明初医家，晚号沧州翁，原籍河东(今属山西)，后徙居鄞县(今属浙江)。②鄞(yín)：今浙江省宁波市鄞州区。③孤贫：孤苦贫寒。④衢：衢州，位于浙江省西部。⑤古先：往昔、古代。⑥仓公：即西汉名医淳于意，因曾任齐太仓令，故称仓公。⑦评骘(zhì)：评断、评定。⑧教谕：学官名。明代县学设置教谕，掌文庙祭祀，教育所属生员。⑨教授：学官名，主管学校课试具体事务。

【白话文】　吕复，字元膺，浙江鄞县人。自幼孤苦贫寒，拜师研习经学。后来因母亲患病求医，遇名医衢州人郑礼之，于是恭敬地侍奉他，因而从郑医生那里得到在古代已被禁止的药方及关于气色、经脉、药论的书籍，每次试用均有效。于是他买尽古今医书，日夜研究，从此他开始行医，疗效若神。他对于《内经素问》《灵枢》《本草经》《难经》《伤寒论》《脉经》《脉诀》《病原论》《太始天元玉册公诰》《六微旨》《五常政》《元珠密语》《中藏经》《圣济经》等书，都有辨析论说。对前代名医如扁鹊、仓公、华佗、张仲景以至张子和、李东垣诸家学说，皆有所评定。其著作有《内经或问》《灵枢经脉笺》《五色诊奇眩》《切脉枢要》《运气图说》《养生杂言》等，非常多。浦江的戴良将吕复疗效最显著的数十个病例编辑为医案。吕复曾被举荐为仙居、临海教谕，台州教授，他都不去就职。

长生三山

【出处】 〔西汉〕司马迁《史记·封禅书》。

【原文】 自威、宣①、燕昭使人入海求蓬莱、方丈、瀛洲。此三神山者，其傅在勃海中，去②人不远；患且③至，则船风引而去。盖尝④有至者，诸仙人及不死之药皆在焉。其物禽兽尽白，而黄金银为宫阙。未至，望之如云；及到，三神山反居水下。临之，风辄引去，终莫能至云。世主莫不甘心⑤焉。

【注解】 ①威、宣：齐威王、齐宣王。②去：距离。③且：将要。④尝：曾经。⑤甘心：羡慕。

【白话文】 自齐威王、齐宣王、燕昭王以来，就派人入海寻找蓬莱、方丈、瀛洲三神山。这三座神山，相传在渤海之中，路程并不算远，困难在于将到山侧时，就会有海风吹引船只离山而去。据说曾有人到过那里，众仙人以及长生不老药那里都有。山上的东西凡禽兽都是白色的，以黄金和白银建造宫阙。到山上以前，望过去如同一片白云；来到跟前，见三神山反而在海水以下。想要登上山，则每每被风吹引离去，终究不能到达。世俗间的君主帝王无不钦羡非常。

长生之泉

【出处】 〔西汉〕东方朔《海内十洲记》。

【原文】 瀛洲在东海中，地方四千里，大抵①是对会稽，去②西岸七十万里。上生神芝仙草，又有玉石，高且③千丈，出泉如酒，味甘，名曰玉醴泉，饮之数升辄醉，令人长生。洲上多仙家，风俗似吴人，山川如中国也。

【注解】 ① 大抵：大概，大致。② 去：距离。③ 且：将近。

【白话文】 瀛洲，在东海中，方圆有四千里，大约正对着会稽，离神洲西岸有七十万里。洲上生长着神芝仙草，又有玉石，高达千丈，洲上有像酒一样的泉水涌出，味道甘甜，名为玉醴泉，喝下去数升就会醉，可以让人长生。洲上有很多仙人，风俗和吴地的人相似，山川则跟中原类似。

长寿县公

【出处】 〔唐〕李延寿《北史·姚僧垣传》。

【原文】 姚僧垣①，字法卫，吴兴武康②人，吴太常③信之八世孙也。父菩提，梁高平令。尝婴疾④疹历年，乃留心医药。梁武帝召与讨论方术，言多会意，由是颇礼之。

僧垣幼通洽，居丧⑤尽礼，年二十四，即传家业。仕⑥梁为太医正，加文德主帅。梁武帝尝因发热，服大黄。僧垣曰："大黄快药⑦，至尊年高，不宜轻用。"帝弗从，遂至危笃。太清元年，转镇西湘东王府中记室⑧参军。僧垣少好文史，为学者所称。及梁简文嗣位⑨，僧垣兼中书舍人。梁元帝平侯景⑩，召僧垣赴荆州，改受晋安王府谘议。梁元帝尝有心腹病，诸医皆请用平药。僧垣曰："脉洪实，宜用大黄。"元帝从之，进汤讫，果下宿食，因而疾愈。时初铸钱，一当十，乃赐十万贯，实百万也。

及魏军克荆州，僧垣犹侍梁元，不离左右，为军人所止，方泣涕而去。寻而周文遣使驰驿徽僧垣。燕公于谨⑪固留不遣，谓使人曰："吾年衰暮，疾病婴沉⑫，今得此人，望与之偕老。"周文以谨勋德隆重，乃止。明年，随谨至长安。

宣帝初在东宫，常苦心痛，乃令僧垣疗之，其疾即愈。及即位，恩礼弥隆。谓曰："尝闻先帝呼公为姚公，有之？"对曰："臣曲荷⑬殊私⑭，实如圣旨。"帝曰："此是尚齿之辞，非为贵爵之号。朕当为公建国开家，为子孙永业。"乃封长寿县公，册命之日，又赐以金带及衣服等。大象二年，除⑮太医下大夫⑯。帝寻有疾，至于大渐⑰，僧垣宿直侍疾。帝谓隋公曰："今日性命，唯委此人。"僧垣知帝必不全济⑱，乃对曰："臣但恐庸短不逮⑲，敢不尽心！"帝颔之。及静帝嗣位，迁上开府仪同大将军。

隋开皇初，进爵北绛郡公。三年，卒，年八十五。遗诫衣帢入棺，朝服勿敛，灵上唯置香奁，每日设清水而已。赠本官⑳，加荆、湖二州刺史。

僧垣医术高妙，为当时所推，前后效验，不可胜纪。声誉既盛，远闻边服，至于诸蕃外域，咸请托之。僧垣乃参校征效者为《集验方》十二卷，又撰《行记》三卷，行于世。

【注解】 ① 姚僧垣：生卒年 499—583，南北朝医家，北周宣帝封其为长寿县公。② 吴兴武康：今浙江省湖州市德清县武康镇。③ 太常：古时官名。④ 婴疾：缠绵疾病、患病。⑤ 居丧：守孝。⑥ 仕：做官。⑦ 快药：峻猛之剂。⑧ 记室：官名，东汉置，掌章表书记文檄，后世或称记室督、记室参军等。⑨ 嗣位：继承君位。⑩ 侯景：北魏人，公元 551 年篡位自立为皇帝，改国号为"汉"，称南梁汉帝，史称"侯景之乱"。⑪ 于谨：南北朝时期北魏、西魏、北周著名将领、战略家。⑫ 婴沉：形容疾病日久且重。⑬ 曲荷：敬词，犹承受、承蒙。⑭ 殊私：谓帝王对臣下的特别恩宠。⑮ 除：任命官职。⑯ 下大夫：古代职官名。⑰ 大渐：病危。⑱ 全济：完全康复。⑲ 逮：到、及。⑳ 本官：原任官职，相对于后之兼职而言。

【白话文】　姚僧垣，字法卫，吴兴武康人，吴国太常姚信第八世孙。其父姚菩提，南梁高平县令。在他小的时候曾经得过疹疾，所以一直对医药很留心。梁武帝召见姚僧垣共同探讨方术，他的想法多与梁武帝不谋而合，也因为这样，梁武帝对他很是礼遇。

姚僧垣小的时候性格好，与人相处融洽，守孝尽礼，二十四岁就继承了家业。在梁出仕为太医正和文德主帅。梁武帝曾经发热，服用大黄。姚僧垣说："大黄是峻猛之剂，皇帝年事已高，不可以随便使用大黄。"梁武帝没有听从僧垣的劝告，于是病情加重很危险。太清元年，转做镇西湘东王府中记室参军。僧垣年少时喜欢文史类的书籍，并且学识渊博得到很多学者的认可。等到南梁简文帝继承皇位时，僧垣兼任中书舍人。梁元帝攻打侯景时，召僧垣赶赴荆州，并让他做晋安王府谘议。梁元帝曾经有胸腹方面的疾病，很多医生都是用性味平和的药物。僧垣说："皇帝的脉象洪大有力，应该用大黄。"梁元帝听从了他的意见，喝了汤药，果然泄下宿食，并且痊愈。那个时候刚开始铸造钱币，一枚可以当作十枚用，梁元帝赐予僧垣十万贯的钱财，相当于百万的价值。

等到北魏军队攻克荆州时，僧垣仍然侍候梁元帝左右，被士兵制止了才哭着离去。北周文王派使者骑马到驿馆会见僧垣。但是燕公于谨坚持留下僧垣不让他离开，于谨对来使说："我已到暮年，疾病缠身，现在得到了僧垣的帮助，我希望能和他度过我的余生。"北周文王因为于谨德高望重，才作罢。第二年，僧垣跟随于谨到了长安。

宣帝最初在东宫当太子的时候，常为心痛所折磨，就让姚僧垣治疗，病很快好了。等到他即位后，对姚僧垣的礼遇更加丰厚。宣帝说："曾经听到先帝喊您为姚公，有这回事吗？"回答说："臣蒙先皇特别恩宠,确实如您所言。"皇帝说:"这是口头的尊称,不是显贵爵位的称号。我应为您建立封地开创家业,成为子孙的长久基业。"于是封僧垣为长寿县公,册封那天,又赏金带以及衣服等物。大象二年(公元 580 年),姚僧垣被封为太医下大夫。皇帝不久得病,病情危重,姚僧垣便住在皇宫中侍奉皇帝。皇帝对隋公说:"现在我的性命,只能交托给这个人。"姚僧垣知道皇帝一定不会痊愈,就回答说:"臣只担心自己医道平庸不能治好您的病,岂敢不竭尽心力?"皇帝点头称是。静帝即位后,姚僧垣升迁上开府仪同大将军。

隋朝开皇初年,僧垣被增封爵位为北绛郡公。开皇三年(公元 583 年)僧垣去世,时年八十五岁。遗嘱中告诫衣帽放入棺,朝服不要入殓,灵枢上只放香匣,每天摆放清水罢了。皇帝追封他原来的官职,并加授荆、湖二州刺史。

姚僧垣医术高妙,为当时人所推崇,疗效迅速,不可一一记载。声誉隆盛,远闻边境,以至于蕃疆外域的人都请他看病。姚僧垣将经过验证的效方编为《集验方》十二卷,又撰写《行记》三卷,流传于世。

敕山老人

【出处】 〔清〕张廷玉等《明史·方伎》。

【原文】 倪维德①,字仲贤,吴县人。祖、父皆以医显。维德幼嗜学,已乃业医,以《内经》为宗。病②大观以来,医者率用裴宗元、陈师文《和剂局方》,故方新病多不合。乃求金人刘完素、张从正、李杲三家书读之,出而治疾,无不立效。周万户子,八岁昏眊③,不识饥饱寒暑,以土炭自塞其口。诊之曰:"此慢脾风④也。脾藏智,脾慢则智短。"以疏风助脾剂投之，即愈。顾显卿右耳下生瘿，大与首同，痛不可忍。诊之曰："此手足少阳经受邪也。"饮之药，逾月愈。刘子正妻病气厥，或哭或笑，人以为祟⑤。诊之曰："两手脉俱沉，胃脘必有所积，积则痛。"问之果然，以生熟水⑥导之，吐痰涎数升愈。盛架阁妻左右肩臂奇痒，延及头面，不可禁，灼之以艾，则暂止。诊之曰："左脉沉，右脉浮且盛，此滋味⑦过盛所致也。"投以剂，旋⑧愈。林仲实以劳得热疾，热随日出入为进退，暄⑨盛则增剧，夜凉及雨则否，如是者二年。诊之曰："此七情内伤，阳气不升，阴火渐炽。故温则进，凉则退。"投以东垣内伤之剂，亦立愈。他所疗治，多类此。常言："刘、张二氏多主攻，李氏惟调护中气主补，盖随时推移，不得不然。"故其主方不执一说。常患眼科杂出方论，无全书，著《元机启微》，又校订《东垣试效方》，并刊行于世。洪武十年卒，年七十五。

【注解】 ① 倪维德：生卒年 1303—1377，元末明初医学家，自号敕山老人，所著《原机启微》一书为今存较早之眼科专著，对后世眼科有较大的影响。② 病：诉病。③ 昏眊：眼睛昏花。④ 慢脾风：中医病证名，即慢惊风的脾肾阳衰证，多因吐泻既久，脾虚气弱，肝失濡养所致，证属无阳纯阴的虚寒危象。⑤ 祟：迷信说法，指鬼神给人带来的灾祸。⑥ 生熟水：中医名词，即生水与熟水混合，又名阴阳水。⑦ 滋味：美味。⑧ 旋：不久。⑨ 暄：温暖，太阳的温暖。

【白话文】 倪维德，字仲贤，吴县人。祖父、父亲都以医术高明而著称于世。维德从小喜爱学习，长大后学医，以《内经》为宗旨。他认为自北宋大观年间以来，医生都用裴宗元与陈师文合著的《和剂局方》，这种陈旧的方药对新发现的病多不适用。他求得金人刘完素、张从正、李杲三家医书研读后，出去治病，无不立见疗效。周万户的儿子，已经八岁了，眼睛看东西模糊不清，不懂得饥饱寒热，经常拿土炭塞到自己嘴里。维德诊后说："这是慢脾风。脾藏智，脾弱就会导致智力发展缓慢。"用疏风助脾的方药治疗后，病很快就痊愈了。顾显卿右耳下生一囊肿，与头一样大，疼痛难忍。维德诊后说："这是由于手、足少阳经受到邪气的侵袭所致。"给他服用汤药，一个月后就痊愈了。刘子正的妻子患了气厥之病，时哭时笑，人们认为是鬼神在作怪。维德诊脉后说："两手的脉象都很沉，胃脘部一定是有积滞，积则不通，不通则痛。"询问她之后，果然是这种情况。于是用生熟水疏导，呕吐出数升痰涎后就痊愈了。盛架阁的妻子左右肩臂奇痒，蔓延到头面部，难以忍受，用艾熏灼患处，也只能够暂时止住。维德诊脉之后说："左脉沉，右脉浮且盛，这是由于过食肥甘厚味导致的。"给她开了数剂方药，不久就痊愈了。林仲实因为劳累过度而得了热病，热势随着日出日落而升高降低，天气暖和时更加厉害，到夜凉或下雨时则好一些，这种状态持续了两年。维德诊后说："这是由于七情内伤所致阳气不升，阴火渐炽。所以天热则热甚，天凉则热退。"给他开了东垣治疗内伤的方药，也很快痊愈。他治疗疾病，大多数如此类情况。维德常说："刘（完素）、张（从正）治病多主张攻除邪气，而李氏（李杲）注重调护中气、补益脾气，大概是因为随着时间的推移，不得不这样啊。"所以他看病处方不偏执于一家之言，因病而论。他深感眼科疾病的治疗处方散见于各类医书，无专书进行全面的论述，所以撰写了《元机启微》，又校订了《东垣试效方》，并刊行于世。洪武十年，倪维德逝世，享年七十五岁。

大鸿胪卿

【出处】〔唐〕李延寿《北史·徐謇传》。

【原文】 徐謇①，字成伯，丹阳人也，家本东莞。与兄文伯等皆善医药。謇因至青州②，慕容白曜③平东阳④，获之，送京师。献文欲验其能，置病人于幕中，使謇隔而脉之，深得病形，兼知色候，遂被宠遇。为中散⑤，稍迁内行长⑥。文明太后时问经方，而不及李脩⑦之见任用。謇合和药剂攻疗之验，精妙于脩。而性秘忌⑧，承奉⑨不得其意，虽贵为王公，不为措疗也。

孝文迁洛，稍加眷待，体小不平⑩，及所宠冯昭仪有病，皆令处疗。又除⑪中散大夫，转侍御师。謇欲为孝文合金丹，致延年法，乃入居嵩高，采营其物，历岁无所成，遂罢。二十二年，上幸⑫县瓠⑬，有疾大渐⑭，乃驰驿召謇，令水路赴行所，一日一夜行数百里。至，诊省有大验。九月，车驾次于汝滨，乃大为謇设太官⑮珍膳。因集百官，特坐謇于上席，遍陈馐馔于前，命左右宣謇救摄危笃振济之功，宜加酬赏⑯。乃下诏褒美，以謇为大鸿胪卿、金卿县伯，又赐钱绢、杂物、奴婢、牛马，事出丰厚，皆经内呈。诸亲王、咸阳王禧等各有别赍，并至千四。从行至邺⑰，上犹自发动，謇日夕左右。明年，从诣马圈⑱，上疾势遂甚，甏甏不怡⑲，每加切诮，又欲加之鞭捶，幸而获免。帝崩后，謇随梓宫⑳还洛。

謇常有将饵及吞服道，年垂八十，而鬓发不白，力未多衰。正始元年，以老为光禄大夫。卒，赠安东将军、齐州刺史，谥曰靖。子践，字景升，袭爵，位建兴太守。

【注解】 ①徐謇：生卒年约432—512，南北朝时期北魏医家，祖籍莒之东莞（今山东诸城），寄籍丹阳（今安徽当涂）。②青州：古地名，今山东省青州市。③慕容白曜：南北朝时期北魏名将。④东阳：古地名，今山东省费县境。⑤中散：中散大夫的省称。⑥内行长：内侍长。⑦李脩：即李修，南北朝时期北魏医家。⑧秘忌：脾气怪异。⑨承奉：原意为奉承讨好，此处指言行举止。⑩小不平：身体稍有不适。⑪ 除：任命官职。⑫ 幸：指封建帝王到达某地。⑬ 瓠：古地名，在今陕西户县。⑭ 大渐：病危。⑮ 太宫：太庙。⑯ 酬赏：赏赐。⑰ 邺：古地名，在今河北省临漳县西。⑱ 马圈：古地名，在今河南省邓县东北。⑲ 蹙蹙不怡：性情暴躁。⑳ 梓宫：皇帝、皇后的棺材。

【白话文】 徐謇，字成伯，丹阳人，祖籍东莞。与其兄文伯，都擅长医术。徐謇因事到青州去，被慕容白曜捉住送往北魏都城。北魏献文帝想试验他的才能，将病人放在帷帐后面，让徐謇隔着帷帐诊脉，徐謇不但对病人病情了若指掌，而且连病人的气色都说得很清楚，因而受到献文帝的宠信。封为中散大夫，后又升为内侍长。文明太后时常向徐謇询问经方，知道他用方没有李修灵活，但他的药物配伍方法和治疗效果却比李修的精妙。徐謇性情怪僻，如果不合他的心意，就算贵为王公也不给治疗。

孝文帝迁都洛阳后，对徐謇更加的宠信，身体稍有不适或者自己宠爱的冯昭仪患病，都让他来医治。徐謇后来又任中散大夫，转任侍御史。徐謇曾经尝试帮孝文帝炼制金丹，以达到延年益寿的目的，他住到嵩高，采集需要的物品，历时一年还没有成功，于是便停止了。北魏太和二十二年，孝文帝到瓠县后病势加重，派人快马加鞭赶去传召徐謇，让他从水路赶往皇帝的驻地，每天赶路数百里。徐謇到达后，经过他的诊治，孝文帝病情有了明显的好转。九月，孝文帝到达汝水边，专门为徐謇设太庙的宴席。召集百官一起出席，并让謇坐于上席，将酒菜一样样地放到他面前，命令身边官吏宣扬他救驾于疾病危重之际的功劳，应该得到赏赐。并下诏书褒扬，封他为大鸿胪卿、金乡县伯，并且赏赐了丰厚的钱绢、杂物、奴婢、牛马，由于赏赐非常丰厚，都经内省呈报。诸位亲王、咸阳王禧等人也各有酬赠，都达到千匹。之后徐謇随皇上到邺城，皇帝病情反复，徐謇昼夜侍奉在身边。第二年,跟随皇上到马圈,皇上病情加重,性情暴躁,常对他尖刻讽刺,还想用鞭捶惩罚,但最终得以幸免。孝文帝死后,徐謇随皇帝的棺木回到洛阳。

徐謇有自己的养生之道,并且自配自用养生之药,至八十高龄,仍鬓发不白,体格康健。北魏正始元年,徐謇以高龄封光禄大夫。去世以后,赠安东将军、齐州刺史,谥号靖。他的儿子叫徐践,字景升,承袭了父亲的爵位,任建兴太守。

大黄名医

【出处】〔明〕冯元成《上池杂说》。

【原文】 张鹤仙,名医也,其医效有足采者。张嘉兴人,少孤,始携药囊入吾郡,未知名也。一日郁温州水轩患阳证①,伤寒禀气②又薄,群医束手,不敢下③。曰:脉已绝矣,下之则死。张诊其足脉,其独大,曰:可治。遂投大承气汤,一而愈,名遂振。后有巡院杨裁庵者,按脉证如前,郁荐之,复愈。由是,吴④之称名医者,首鹤仙。召视者满吴,下终其身取效无虑⑤数百,多以大黄之功,俗遂称张大黄云。自己常进大黄丸子合许,曰:此泻南方补北方,人弗知也。年九十卒。

【注解】 ① 阳证:符合阳的兴奋、躁动、亢进、快速等属性的证候,是对表证、实证、热证的概括。② 禀气:天赋的气性,指先天之气。③ 下:泻下。④ 吴:古地域名,泛指江苏省南部和浙江省北部一带。⑤ 无虑:大约、总共。

【白话文】 张鹤仙,有名的中医,他的医疗效果是足以采纳的。

张鹤仙,嘉兴人,幼年父母双亡,刚开始他背着药囊来到我所在的郡县时,没有什么名气。一天郁温州患了热证,但因为他病起于伤寒而且先天体质又差,很多医生束手无策,不敢给他开泻下药。说:"脉象都虚弱的没有了,再泻下就要死了。"张鹤仙诊察他的足脉,跳动还是很有力,说:"可以治疗。"于是给病人服用大承气汤,一剂下去就痊愈了,从此张鹤仙的名气传播开来。后来巡院杨裁庵生病,脉象和症状和之前郁温州的病一样,郁温州推荐张鹤仙帮他治病,也治好了。从此以后,在吴中称名医的首当其冲为张鹤仙。找他看病的人遍布吴地,在他诊治的病人中以泻法治好的病例总共有好几百例,大多是依靠大黄的功劳,世人于是称他为张大黄。张鹤仙自己也经常进服少许大黄丸,说:"这是泻心火补肾水的方子,人们都不知道啊。"张鹤仙活到九十岁才去世。

大明御医

【出处】 〔清〕张廷玉等《明史·方伎》。

【原文】 盛寅①,字启东,吴江②人,受业于郡人王宾。初,宾与金华戴原礼③游④,冀得其医术。原礼笑曰:"吾固无所吝,君独不能少屈乎?"宾谢曰:"吾老矣,不能复居弟子列。"他日伺原礼出,窃发⑤其书以去,遂得其传。将死,无子,以授寅。寅既得原礼之学,复讨究《内经》以下诸方书,医大有名。永乐初,为医学正科⑥。坐累⑦,输作⑧天寿山。列侯监工者,见而奇之,令主书算。先是有中使⑨督花鸟于江南,主寅舍,病胀,寅愈之。适遇诸途,惊曰:"盛先生固无恙耶!予所事太监,正苦胀,盍⑩与我视之。"既视,投以药立愈。会成祖较射⑪西苑，太监往侍。成祖遥望见，愕然曰："谓汝死矣，安得生？"太监具以告，因盛称寅，即召入便殿，令诊脉。寅奏，上脉有风湿病，帝大然⑫之，进药果效，遂授御医。一日，雪霁，召见，帝语白沟河战胜状，气以甚厉。寅曰："是殆有天命耳。"帝不怿⑬，起而视雪。寅复吟唐人诗"长安有贫者，为瑞不宜多"⑭句，闻者咋舌。他日，与同官对弈御药房，帝猝至，两人敛枰⑮伏地，谢死罪。帝命终之，且坐以观，寅三胜。帝喜，命赋诗，立就。帝益喜，赐象牙棋枰并词一阕。帝晚年犹欲出塞，寅以帝春秋⑯高，劝毋行。不纳，果有榆木川⑰之变。及仁宗嗣位，求出为南京太医院。宣宗立，召还。正统六年卒。两京太医院皆祀寅。寅弟宏亦精药论，子孙传其业。

【注解】 ① 盛寅：生卒年1375—1441，明代医家，早年习科举，后弃儒学医于王宾，是戴思恭（原礼）的再传弟子。曾为明成祖治愈风湿，名扬朝野，授太医院御医。② 吴江：古地名，今属江苏省苏州市。③ 戴原礼：明代医学家，名思恭，号肃斋。④ 游：交往，来往。⑤ 窃发：暗中发动。⑥ 医学正科：正科为明清科举制，医学正科即医学官职。⑦ 坐累：受牵连。⑧ 输作：因犯罪罚作劳役。⑨ 中使：宫中派出的使者，多指宦官。⑩ 盍：何不。⑪ 较射：比赛射技。⑫ 然：以为对。⑬ 怿：欢喜、高兴。⑭ 长安有贫者，为瑞不宜多：长安有那么多的贫苦老百姓，这样的寒冷，就是作为瑞雪也不要下得太多啊。⑮ 枰：棋盘。⑯ 春秋：年岁。⑰ 榆木川：古地名，在大兴安岭西坡，今内蒙古自治区呼伦贝尔市海拉尔区。

【白话文】 盛寅，字启东，吴江人，师从于郡人王宾。王宾刚开始与金华人戴原礼往来时，就希望学习他的医术。原礼笑道："我固然不会吝啬自己的医术，你就不能稍稍委屈自己做我的弟子吗？"王宾说："我年纪大了，不能再做你的弟子了。"有一天，王宾待原礼外出后，暗中拿了他的医书离开，从而得到了戴原礼的真传。王宾临死前,因为膝下无子,就把医书传与盛寅。盛寅得到原礼的医书,再加上自己研究《内经》以后的各种医学书籍,医术大有名气。永乐初年,盛寅通过考试成为医官。因受牵连被罚至天寿山做劳役。监工的人见他与众不同,让他管文账。之前曾有宫中派出的使者到江南督造花鸟画,住在盛寅家中,患腹胀病,盛寅给他治好了。碰巧在路上遇见盛寅,这个使者惊讶地问道:"盛先生别来无恙吧?我所服侍的太监正苦于腹胀病,何不同我前去看看。"盛寅去诊视下药,太监的病就好了。正好成祖在西苑比射箭,这个太监过去侍奉。成祖远远看到这个太监,惊讶地问道:"都说你死了,怎样活过来的?"太监把盛寅为他治病的事据实陈奏,并大大地夸赞盛寅。于是成祖把盛寅召入偏殿,叫他为自己诊脉。盛寅奏称,从脉象上看,皇上有风湿病。皇帝认为盛寅说得很正确,服用了盛寅开的药后就好了,于是封盛寅为御医。有天,雪后放晴,皇帝召见盛寅,同他讲白沟河打胜仗的情形,神色十分严肃。盛寅说:"这恐怕是上天的意思。"皇帝不高兴,站起来看外面的雪。盛寅又吟诵唐代的诗句:"长安有贫者,为瑞不宜多。"周围的人听到这话都震惊得不敢出声。有一天,盛寅正在御药房与同僚下棋,皇帝突然到来,两人收起棋盘,伏地请罪。皇帝命他俩下完,并坐在一旁观看,盛寅赢了三局。皇帝很高兴,命他赋诗,寅立即写成。皇帝更加高兴,赐象牙棋盘一副,并题词一首。皇帝晚年还要出巡边塞,盛寅认为皇帝年岁已高,劝他不要去。皇帝不听,果然在归途中于榆木川病逝。仁宗继位后,盛寅就请求离开皇宫调到南京太医院。宣宗继位后,又召盛寅回京。正统六年(1441年)盛寅去世。两京太医院都祭奠盛寅。盛寅的弟弟盛宏也精通医药,他的子孙传承了他的医术。

戴氏北山

【出处】 〔民国〕赵尔巽《清史稿·艺术一》。

【原文】 天章①，字麟郊，江苏上元②人，诸生③。好学强记，尤精于医。所著《伤寒》《杂病》诸书，及《咳论注》《疟论注》《广瘟疫论》，凡十余种。其论瘟疫，一宗有性之说。谓瘟疫之异于伤寒，尤慎辨于见证之始。辨气、辨色、辨舌、辨神、辨脉，益加详焉。为人疗病，不受谢。子瀚，成雍正元年一甲第二名进士。

【注解】 ① 天章：即戴天章（1662—1722），晚号北山，清代医家。② 上元：今江苏江宁。③ 诸生：明清时期经考试录取而进入府、州、县各级学校学习的生员。

【白话文】 戴天章，字麟郊，江苏上元人，是一名生员。他热爱学习，记忆力强，尤其精通医学。他所写的书有《伤寒论》《杂病论》《咳论注》《疟论注》《广瘟疫论》等十多种。他遵循吴有性的瘟疫学说，指出瘟疫有别于伤寒，尤其在病证初起时应该谨慎辨别。辨气、辨色、辨舌、辨神、辨脉，则更为详细。他为人治病，从来都不接受报酬。他的儿子戴瀚，后来成为雍正元年一甲第二名进士。

丹溪先生

【出处】 〔民国〕柯劭忞《新元史·方技篇》。

【原文】 朱震亨①,字彦修,婺州②义乌人。天资爽朗,读书即了大义。闻同郡许廉之学,抠衣③至门师事之。廉为开明圣贤大旨,震亨心解④,抑其豪迈归于纯粹,不以一毫苟且⑤自恕,其清修苦节⑥,绝类古笃行士,所至人多化之。一日,母病延医,因自悟曰:"人子不知医,或委之庸人,宁无有失。"于是,研究医理,博求名师,得罗知悌⑦之传,治症多奇效。尝著《格致余论》《局方发挥》《伤寒辨疑》《外科精要》《本草衍义补》《丹溪心法》诸书于世,学者称丹溪先生。

【注解】 ① 朱震亨:生卒年 1281—1358,金元四大家之一,人称丹溪翁、丹溪先生,又称朱丹溪。早年学习理学,后改为习医,受业于刘完素的再传弟子罗知悌。朱震亨接受金元诸家之说,结合个人见解和临床所得,加以发挥,提出"阳常有余,阴常不足"的观点,被后世称为"滋阴派"的创始人。其弟子众多,方书广传,是元代最著名的医学家。② 婺州:古地名,在今浙江金华地区。③ 抠衣:提起衣服的前襟,表示恭敬。④ 心解:心中领会。⑤ 苟且:敷衍了事、马虎。⑥ 清修苦节:清修,不问凡尘琐碎之事;苦节,坚守节操,矢志不渝。⑦ 罗知悌:宋末元初医学家,字子敬(一说字敬夫),号太无,钱塘(今浙江杭州)人。善词章,工书法,精通天文、地理,曾得名医刘完素门人荆山浮屠之传。推重精神疗法,又注意顾护胃气,著《罗太无先生口授三法》一卷。

【白话文】 朱震亨,字彦修,婺州义乌人。天资聪颖,看一遍书就能通晓大意,他听说同县的许廉学问做得很好,于是恭敬地向许廉求学,并以师礼来侍奉他。许廉为他讲解圣贤的教诲,开明大意,朱震亨深刻地领会了其中的含义,从此控制自己争强好胜的性格,变得思想宁静没有杂念,不让自己有丝毫的敷衍马虎也不找任何借口宽恕自己,他不问世事,淡泊修身,就像古时候专心修行的人一样,所到之处人们大多被他感化。一天,朱震亨的母亲病了,需要请医生看病，（医生看不好母亲的病），朱震亨因此幡然醒悟道："为人儿子而不懂医术，母亲病了，委托庸医来治疗，难保没有闪失。"于是，他开始研究医理，广求名师，最后得到罗知悌的真传，治疗疾病多有很好的效果。著有《格致余论》《局方发挥》《伤寒辨疑》《外科精要》《本草衍补遗》《丹溪心法》等书传世，后人尊称他为丹溪先生。

啖蛇治风

【出处】 〔宋〕李昉《太平广记》。

【原文】 泉州有客卢元钦染大风^①，唯鼻根未倒。属五月五日，官取蚺蛇胆欲进，或言肉可治风，遂取一截蛇肉食之。三五日顿渐可^②，百日平复。

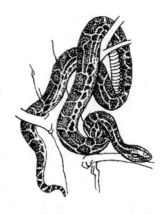

又商州有人患大风，家人恶之，山中为起茅舍。有乌蛇坠酒罂^③中，病人不知，饮酒渐差^④。罂底见蛇骨，方知其由也。

【注解】 ① 大风：麻风病。② 可：病痊愈。③ 罂：小口大肚的瓶子，盛水贮粮之具。④ 差：好转。

【白话文】 卢元钦客居泉州，患了麻风病，只有鼻根还未烂掉。正值五月五日，医官拿着蚺蛇胆正要给他吃，这时有人说，蛇肉可以治麻风病，于是他取了一段蛇肉吃。吃了三五天后，病逐渐好转，百日以后就完全好了。

又有一次，商州有人患麻风病，家里人讨厌他，在山中给他盖了茅舍，让他一个人住在那里。有一条黑蛇掉进一个小口大肚的酒坛子里，病人不知道，饮坛中酒后病渐渐好了。后来在坛底发现蛇骨，才知道是因为喝了蛇浸泡过的酒的缘故。

道家抱朴

【出处】〔唐〕房玄龄等《晋书·葛洪》。

【原文】 葛洪①，字稚川，丹阳句容人也。祖系，吴大鸿胪②。父悌，吴平后入晋，为邵陵太守。洪少好学，家贫，躬自伐薪以贸纸笔，夜辄写书诵习，遂以儒学知名。性寡欲，无所爱玩，不知棋局几道，樗蒲③齿名。为人木讷，不好荣利，闭门却扫④，未尝交游。于余杭山见何幼道、郭文举，目击而已，各无所言。时或寻书问义，不远数千里崎岖冒涉，期于必得，遂究览典籍，尤好神仙导养之法。从祖⑤玄，吴时学道得仙，号曰葛仙公，以其练丹秘术授弟子郑隐。洪就隐学，悉得其法焉。后师事南海太守上党鲍玄。玄亦内学⑥，逆占将来，见洪深重之，以女妻洪。洪传玄业，兼综练⑦医术，凡所著撰，皆精核是非，而才章富赡。

太安中，石冰作乱⑧，吴兴太守顾秘为义军都督，与周玘等起兵讨之，秘檄⑨洪为将兵都尉，攻冰别率，破之，迁伏波将军。冰平，洪不论功赏，径至洛阳，欲搜求异书以广其学。

洪见天下已乱，欲避地南土，乃参广州刺史嵇含军事。及含遇害，遂停南土多年，征镇檄命一无所就。后还乡里，礼辟⑩皆不赴。元帝为丞相，辟为掾⑪。以平贼功，赐爵关内侯。咸和初，司徒导召补州主簿，转司徒掾，迁谘议参军。干宝深相亲友，荐洪才堪国史，选为散骑常侍，领大著作⑫，洪固辞不就。以年老，欲练丹以祈遐寿，闻交阯⑬

出丹，求为句漏⑭令。帝以洪资高，不许。洪曰："非欲为荣，以有丹耳。"帝从之。洪遂将子侄俱行。至广州，刺史邓岳留不听去，洪乃止罗浮山炼丹。岳表补东官太守，又辞不就。岳乃以洪兄子望为记室参军。在山积年，优游闲养，著述不辍。其自序曰：

洪体乏进趣之才，偶好无为⑮之业。假令奋翅则能陵厉⑯玄霄⑰，骋足则能追风蹑景，犹欲戢⑱劲翮⑲于鹪鹩⑳之群，藏逸迹于跛驴之伍，岂况大块㉑禀我以寻常之短羽，造化假我以至驽㉒之蹇㉓足？自卜者审，不能者止，又岂敢力苍蝇而慕冲天之举，策跛鳖而追飞兔之轨；饰嫫母㉔之笃陋，求媒阳之美谈；推沙砾之贱质，索千金于和肆㉕哉！夫憔侥㉖之步而企及夸父之踪，近才㉗所以踬碍㉘也；要离㉙之羸而强赴扛鼎之势，秦人所以断筋也。是以望绝于荣华之途，而志安乎穷圮之域；藜藿㉚有八珍之甘，蓬荜㉛有藻棁㉜之乐也。故权贵之家，虽咫尺弗从也；知道之士，虽艰远必造也。考览奇书，既不少矣，率多隐语，难可卒解，自非至精不能寻究，自非笃勤不能悉见也。

道士弘博洽闻者寡，而意断妄说者众。至于时有好事者，欲有所修为，仓卒不知所从，而意之所疑又无足谘。今为此书，粗举长生之理，其至妙者不得宣之于翰墨，盖粗言较略以示一隅，冀悱愤㉝之徒省之可以思过半矣。岂谓暗塞必能穷微畅远乎？聊论其所先觉者耳。世儒徒知服膺㉞周孔，莫信神仙之书，不但大而笑之，又将谤毁真正。故予所著子言黄白之事㉟，名曰《内篇》，其余驳难通释，名曰《外篇》，大凡内外一百一十六篇。虽不足藏诸名山，且欲缄之金匮㊱，以示识者。

自号抱朴子，因以名书。其余所著碑诔㊲诗赋百卷，移㊳檄章表三十卷，神仙、良吏、隐逸、集异等传各十卷，又抄《五经》《史》《汉》、百家之言、方技杂事三百一十卷，《金匮药方》一百卷，《肘后要急方》四卷。

洪博闻深洽，江左㊴绝伦。著述篇章富于班马，又精辩玄赜㊵，析理入微。后忽与岳疏云：当远行寻师，克期便发。岳得疏，狼狈往别。

而洪坐至日中,兀然若睡而卒,岳至,遂不及见。时年八十一。视其颜色如生,体亦柔软,举尸入棺,甚轻,如空衣,世以为尸解㊶得仙云。

【注解】 ① 葛洪:生卒年 284—364,东晋道教学者、炼丹家、医药学家,自号抱朴子。三国方士葛玄之侄孙,世称小仙翁。曾受封为关内侯,后隐居罗浮山炼丹。著有《肘后备急方》等。② 大鸿胪:古官职名,主掌接待宾客之事。③ 摴蒱:同"樗蒱",古代玩类似掷色子之类的游戏。④ 却扫:不扫径迎客,谓闭门谢客。⑤ 从祖:祖父之兄。⑥ 内学:谓道教所习神仙导养之学。⑦ 综练:博习,广泛究习。⑧ 石冰作乱:指张昌、石冰起义,西晋末年席卷长江中下游地区的一次规模较大的农民起义。⑨ 檄:古代官府用以征召或声讨的文书。⑩ 辟:指君主召来,授予官职。⑪ 掾:原为佐助的意思,后为副官佐或官署属员的通称。⑫ 大著作:著作郎的别称。著作郎,古官职名,三国魏明帝始置,属中书省,掌编纂国史。⑬ 交阯:又名交趾,古地名,地域及其文化遗迹位于今越南北部。⑭ 句漏:即勾漏,古地名,今广西北流市。⑮ 无为:本意为顺应自然,不求有所作为,此处指道家学问。⑯ 陵厉:超越,凌驾于⋯⋯之上。⑰ 玄霄:高空、云霄。⑱ 戢:收敛,收藏。⑲ 劲翮:矫健的翅膀。⑳ 鷦鸚:鷦,一种鸟,体长约十厘米,背赤褐色,腹灰褐色,尾短,捕食小虫。鸚,鹑的一种。㉑ 大块:大自然、大地。㉒ 驽:劣马,走不快的马。㉓ 蹇足:跛足。㉔ 嫫母:丑女。㉕ 和肆:出售宝玉的店铺。㉖ 僬侥:古代传说中的矮人。㉗ 近才:指才识浅陋的人。㉘ 蹎碍:一作"蹎硋",使人绊跌的障碍。㉙ 要离:春秋时期吴国人,刺客,生得身材瘦小,仅五尺余。㉚ 藜藿:指粗劣的饭菜。㉛ 蓬荜:"蓬门荜户"的省语。㉜ 藻棁:梁上有彩画的短柱,借指装饰华丽的房屋。㉝ 悱愤:思虑郁结,渴求启发。㉞ 服膺:(道理、格言等)牢牢记在心里,衷心信服。㉟ 黄白之事:指术士所谓炼丹化成金银的法术。㊱ 金匮:铜制的柜,古时用以收藏文献或文物。㊲ 诔：古代叙述死者生平、哀悼死者的文章。㊳ 移：旧时公文的一种，行文不相统属的官署间。㊴ 江左：东晋及南朝宋、齐、梁、陈各代的基业都在江左，故当时人又称这五朝及其统治下的全部地区为江左，南朝人则专称东晋为江左。㊵ 玄赜（zé）：深奥不容易理解。㊶ 尸解：谓道徒遗其形骸而仙去。

【白话文】 葛洪，字稚川，丹阳句容人。祖父葛系，在吴国担任过大鸿胪。父亲葛悌，吴国灭后入仕晋，任过邵陵太守。葛洪从小就刻苦好学，家中贫穷，自己白天上山打柴以换取笔墨纸张，夜晚读书抄写记诵，于是以精通儒学而知名于世。他性格清淡寡欲，没有玩耍之类的爱好，不知道棋盘上有多少条线，也不知摴蒱的名称。葛洪为人木讷少言，不好名利，时常闭门谢客，也很少有交游。他在余杭山见到何幼道和郭文举，也只是看了一眼，都没有说话。他时常不远千里，不畏道路崎岖艰险去寻访典籍探究学问，立志于要得到结果，就这样得以博览群书，尤其爱好修仙养生之法。葛洪祖父的兄长葛玄，在吴国时学道成仙，号为葛仙公，曾把炼丹秘术传授给弟子郑隐。葛洪投奔郑隐门下学道求仙，学会了郑隐的全部法术。后来又师从南海太守上党人鲍玄。鲍玄也会神仙导养之学，能占卜预测未来，他对葛洪非常器重，把自己的女儿许配与葛洪为妻。葛洪继承了鲍玄的术业，同时又广泛研习医术，他所撰写的文章著作，无不透彻精妙，而文辞也很华美。

太安年间，石冰作乱，吴兴太守顾秘为义军都督，与周玘一起兴兵讨伐。顾秘征召葛洪为带兵都尉，命他攻打石冰的策应部队，葛洪消灭了这支敌军，被升为伏波将军。石冰之乱平息后，葛洪不愿争功邀赏，而是直接去了洛阳，广泛搜求异书秘籍以充实自己的学问。

葛洪见当时天下已乱，想到南方去躲避，就到广州刺史嵇含处担任参军。嵇含遇害后，仍滞留南方多年不归，对各种征召、邀请、命令

一概不应。后来他回到故乡，所有的礼请授官都不出席。晋元帝司
马睿做丞相时，任他为辅佐。东晋开国后，晋元帝念他平定石冰的功
劳，赐予关内侯的爵位。咸和初年，司徒王导召葛洪补任州主簿，后
转做司徒的辅佐，再升迁为谘议参军。干宝与他关系亲密，认为葛洪
才华出众，可承担国史的编修工作，向皇帝举荐，皇帝任命葛洪为散
骑常侍，授大著作之职，葛洪都推辞没有接受。他说自己年岁已高，
欲炼仙丹以求长寿，听说交阯出产仙丹，请求出任句漏县令。皇帝因
他资历声望高不答应他的请求。葛洪说："我并非要求荣耀，只因为
那里有丹。"皇帝这才同意。葛洪于是带着子侄一起上路。到了广州
后，刺史邓岳苦苦挽留不放他走，他只好留在罗浮山炼丹。邓岳上表
要补葛洪为东官太守，他又婉拒不受。邓岳只好让葛洪兄长的儿子
葛望出任记室参军。葛洪在罗浮山多年，悠闲自得，清净安逸，坚持
撰写著作。他在自序中说：

"我葛洪身无进取之才能，偶然对无为之道产生了喜好。假如我
展开双翅能够飞上九霄，假如我迈开双腿可以追风逐影，我还是会收
敛起翅膀混迹于鷦鷯之群，不露驰骋的异能而与跛驴为伍，何况上天
只给了我普普通通的短翅，造物主只为我安排了一双不善奔走的笨
足。能了解自己的人要审时度势，做不了的就不要去干，我怎能凭着
苍蝇一般的能力却去羡慕别人的冲天之举，怎敢骑着一只跛脚的老
鳖硬去追赶奔兔的行迹？难道把丑陋的嫫母打扮一番，就可以让媒
人把她夸为美女吗？难道拿一些毫无用处的沙砾瓦块，就可以到珠
宝店卖到千金之价吗？凭不满三尺的身材，想要去追夸父，这种才识
浅陋的人肯定会踉踉跄跄狼狈不堪；像要离那样瘦小柔弱却偏偏要
去扛千斤之鼎，不自量的秦人当然会被压断筋骨。所以我对荣华富
贵之路不抱任何奢望，心安理得地处于穷困之中；吃藜藿之类的粗食
我照常觉得甘美，居蓬茅之屋与处华堂广殿有同样之乐。因此对权

贵之家，虽近在咫尺也不去逢迎；对深通道义之人，虽路途遥远艰险也一定去造访。我考释阅览的奇书，可不算少，只是书中多为隐语，难以准确理解，如果不是精审慎思就不可能明悟，如果不是刻苦钻研就不可能体察。

"道士广闻博览的少，而率意妄断者多。至于时常有好事之人，想有所修为，盲目不知从哪里学起，心中多有疑难却又无处解惑。现写成这部书，大概讲一下长生之理，其中最精妙的部分是不能用笔墨文字来表达的，只好粗略介绍以揭示一点，希望真诚而又发愤的人经过思考可以得到启发教益。这岂不是说昏愚不开窍的人还能畅晓细微的义理吗？其实只是说说他先理解和领悟到的罢了。世间的学子只知道周公、孔子，不相信神仙之书，不但自以为是地讥笑，还要对此予以毁谤。因此我写的这部书中谈论道家炼丹法术的内容，名为《内篇》，其余辩驳、疏通、解释的，名为《外篇》，内篇和外篇加起来共一百一十六篇。虽不值得藏于名山，但也可以收在金匮之内，留给真正认识它的人看。"

葛洪自号"抱朴子"，就以此给他的书命名。他所写的其他如碑记、谏文、诗赋等有上百卷，公文、奏章有三十卷，关于神仙、好官、隐士、奇人等的传记各十卷，还抄写了《五经》《史记》《汉书》、百家之言、方技杂事等三百一十卷，《金匮药方》一百卷，《肘后要急方》四卷。

葛洪见识广博，学识深厚，在东晋无人可比。他的著述篇章丰富，超过班固、司马迁，同时能精辟入微地分析深奥难懂的理论。葛洪晚年时，忽然写信给邓岳说："我要远行去寻找先师，即刻就要启程了。"邓岳收信后急忙赶去与他道别。而葛洪端坐到中午，竟像熟睡一样去世了。邓岳赶来，已来不及见他一面。葛洪卒年八十一岁。去世时面色和生前一样，身体柔软而不僵硬，将尸体殓入棺材，只觉得棺材很轻，好像只装有衣服一般，人们都说他已得道升仙了。

道士授方

【出处】〔宋〕李昉《太平广记》。

【原文】广陵有木工，因病，手足皆拳缩，不能复执斤斧。扶踊①行乞，至后土庙前，遇一道士。长而黑色，神采甚异。呼问其疾，因与药数丸曰："饵此当愈，旦日平明，复会于此。"木工辞曰："某不能行，家去此远，明日虽晚，尚未能至也。"道士曰："尔无忧，但早至此。"遂别去。木工既归，饵②其药。顷之，手足痛甚，中夜乃止，因即得寐。五更而寤，觉手足甚轻，因下床，趋走③如故。即驰诣后土庙前。久之，乃见道士倚杖而立。再拜陈谢。道士曰："吾授尔方，可救人疾苦，无为木匠耳。"遂再拜受之。因问其名居。曰："吾在紫极宫④，有事可访吾也。"遂去。木匠得方，用以治疾，无不愈者。至紫极宫④访之，竟不复见。后有妇人久疾，亦遇一道士，与药而差⑤。言其容貌，亦木工所见也。广陵寻乱，木工竟⑥不知所之。

【注解】①踊：古代受过刖刑的人的鞋。②饵：吞食。③趋走：奔跑和行走。④紫极宫：中唐时期的宫观，在长安城内，因李白出名。⑤差：同"瘥"，病愈。⑥竟：终究，到底。

【白话文】广陵有一位木工，因为有病，手和脚全都拳屈着，不能再拿斧子了。依靠特制的踊鞋上街乞讨，一天，行乞到后街土庙前，遇见一位道士。那道士身材高大，面堂黝黑，神采丰异。道士招呼木工，问他是什么病，然后给他几丸药说："吃了这几丸药就能好，明天天大亮的时候，我们再在这里见面。"木工推辞说："我不能行走，家离这里很远，明天约定的时间虽然很晚，但我还是不能走到这里。"

道士说："你不要担心，只要你早点到这就行。"说罢离去。木工马上回到家里，吃了药，不一会儿，手脚痛得特别厉害，到了半夜疼痛才止，因此很快睡着了。五更时分木工醒了，感觉手脚特别轻快。于是下床，试一试，无论是疾走，还是慢走都和过去一样。他立刻飞奔到后街土庙前。等了好半天，才见道士倚杖站在那里。木工重又拜谢道士。道士说："我传授给你秘方，可以救人疾苦，不要做木匠了。"木工再次拜谢道士，接受秘方。木工问道士姓名，居住何处。道士说："我住在紫极宫，有事可以找我。"说完离去。木匠得到秘方，用它来治病，没有治不好的。木工到紫极宫拜访道士，竟然没有再见到他。后来有一位妇人病了很长时间，也遇一道士，给了她药，吃了病就好了。听妇人说那道士的容貌，也是木工所见的那位。木工找遍广陵，终究没有找到那位道士。

道医弘景

【出处】〔宋〕李昉《太平广记》。

【原文】桓闿者，不知何许人也，事华阳陶先生①，为执役②之士，辛勤十余年。性常谨默沉静，奉役之外，无所营为③。一旦，有二青童白鹤，自空而下，集④隐居庭中。隐居欣然临轩接之，青童曰："太上命求桓先生耳⑤。"隐居默然，心计门人无姓恒者，命求之，乃执役桓

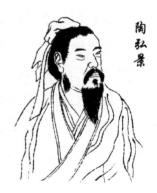

陶弘景

君耳。问其所修何道而致此，桓君曰："修默朝之道积年，亲朝太帝九年矣，乃有今日之召。"将升天，陶君欲师⑥之，桓固执谦卑，不获请。

陶君曰："某行教修道,勤亦至矣,得非⑦有过,而淹⑧延在世乎? 愿为访之,他日相告。"于是桓君服天衣,驾白鹤,升天而去。三日,密降陶君之室言曰："君子阴功⑨著矣,所修本草,以虻虫水蛭辈为药,功虽及人,而害于物命。以此一纪之后,当解形去世,署蓬莱都⑩水监耳。"言讫⑪乃去。陶君复以草木之药可代物命者,著别行本草三卷,以赎其过焉。后果解形得道。

【注解】 ① 华阳陶先生:陶弘景,自号华阳隐居。② 执役:服役,担任劳役。③ 营为:操办某事。④ 集:鸟在木上,引申为停留。⑤ 耳:语气助词,表肯定或语句结束,同"矣"。⑥ 师:以……为师。⑦ 得非:犹得无,莫非是。⑧ 淹:停留。⑨ 阴功:不为人所知的善行,同"阴德"。⑩ 都:古代行政区划名,此处指担任官职。⑪ 讫:完毕。

【白话文】 桓闿,不知道是什么地方人,在华阳陶先生处做事,是担当杂务工作的人,辛苦勤劳地做了十几年。他性格长久以来沉静谨慎,干完了指派的活儿,就不再操心其他事。有一天,有两个仙童骑着白鹤从天而降,停留在陶先生的院子里。陶先生非常高兴地到门口迎接,但是骑鹤青童却说:"太上老君命我们来见桓先生啊。"陶先生沉默不语,心里暗想自己的门人中没有一个姓桓的人,就让随从找一找,原来是在他家干杂活的桓闿啊。于是就问他是修的什么道,达到了这个程度,桓闿说:"我修行道教好多年,又亲自到天界朝见太帝也有九年了,所以才有今天来召我升天之事。"桓闿将要升天之时,陶先生想拜桓闿为师,桓闿坚定保持着谦卑的态度,陶先生的请求没有被接受。陶先生说:"我修行修道,称得上是极其勤奋了啊。莫非是因为我有什么罪过才让我留在人间呢? 请你为我查访一下这事,将来告诉我。"于是桓闿穿上天仙的衣服,骑着白鹤升天了。三天后,他秘密地降临到陶先生的屋里对他说:"你积累的阴德已经很卓著了，但是你所著的本草药方中，把虻虫、水蛭等动物当成药物，这样的药虽然对人类有益，但伤害了这些生物的性命。从现在起，十二年之后，你将脱离你的肉体去世，到蓬莱仙岛去任水监。"说罢就走了。后来陶先生把用草木药可以代替动物药的部分，又另行编著了三卷本草书来赎罪。之后他果然脱离肉体得道成仙。

东海徐氏

【出处】 〔唐〕李百药《北齐书·徐之才①篇》。

【原文】 历事诸帝，以戏狎得宠。武成生齭牙②，问诸医。尚药典御③邓宣文以实对，武成怒而挞之。后以问之才，拜贺曰："此是智牙，生智牙者聪明长寿。"武成悦而赏之。为仆射④时，语人曰："我在江东，见徐勉⑤作仆射，朝士莫不佞⑥之。今我亦是徐仆射，无一人佞我，何由可活！"之才妻魏广阳王妹，之才从文襄求得为妻。和士开⑦知之，乃淫其妻。之才遇见而避之，退曰："妨少年戏笑。"其宽纵如此。年八十，卒。赠司徒公、录尚书事，谥曰文明。

【注解】 ① 徐之才：生卒年 492—572，南北朝时北齐医学家，字士茂，祖籍东莞姑幕（今山东诸城），寄籍丹阳（县治在今安徽省当涂县小丹阳镇），人称"东海徐氏"。② 齭牙：智牙。牙床末端最后长出的两对臼齿，旧称真牙。③ 尚药典御：尚药局的最高长官，一般由精通医药的专家担任。④ 仆射：尚书省的长官，仆是"主管"的意思，古代重武，主射者掌事，故诸官之长称仆射。⑤ 徐勉：南朝梁政治家，史称他居官清廉、不营产业、勤于政事、家无蓄积。⑥ 佞：巧言谄媚。⑦ 和士开：北齐头号奸臣，河北人，先世是西域胡人，姓素和氏，改为和氏。

【白话文】 徐之才侍奉过多位皇帝，都因为诙谐亲近受宠。北齐武成帝长智齿，向医生们咨询。尚药典御邓宣文如实回答，被武成帝生气地打了一顿。后来武成帝问徐之才，徐之才下拜祝贺道："这是智齿，长智齿的人聪明长寿。"武成帝大喜并赏赐了他。徐之才做仆射时，对人说："我在江东的时候，看到徐勉做仆射，朝臣没有人不对他阿谀奉承。现今我也是徐仆射，没有一个人奉承我，这让我可怎么过下去啊！"徐之才的妻子是北魏广阳王的妹妹，徐之才向文襄帝求来做自己的妻子。和士开知道这件事后，就奸淫了他的妻子。徐之才碰到他就避开他，还说："别妨碍了少年人嬉笑。"可见他宽容放纵到这个地步。徐之才活到八十岁去世，被赠予司徒公、录尚书事，谥号为文明。

东垣老人

【出处】 〔民国〕柯劭忞《新元史·方技篇》。

【原文】 李杲①，安时之，真定人，世以赀②雄乡里。杲幼好医药，时易州人张元素③以医名，杲捐千金从之学，不数年，尽传其业。其学于伤寒、痈疽、眼目病为尤长。

【注解】 ① 李杲：生卒年 1180—1251，字明之，真定（今河北省正定）人，晚年自号东垣老人，中国医学史上"金元四大家"之一，是中医"脾胃学说"的创始人，他的学说也被称作"补土派"。② 赀：同"资"，钱财。③ 张元素：字洁古，金之易州（今河北省易县水口村）人，中医易水学派创始人。

【白话文】 李杲，字明之，真定人，世代家财万贯，在乡里都是数一数二的。李杲从小喜欢医药，当时易州人张元素医术高超，享誉乡里，李杲交给他千金跟其学医，没几年时间，李杲就尽得张元素真传。李杲尤其擅长伤寒、痈疽、眼目病等。

洞庭山人

【出处】 〔民国〕赵尔巽《清史稿·艺术一》。

【原文】 吴有性①，字又可，江南吴县人。生于明季②，居太湖中洞庭山。当崇祯辛巳岁，南北直隶、山东、浙江大疫，医以伤寒法治之，不效。有性推究病源，就所历验，著《瘟疫论》，谓："伤寒自毫窍入，中于脉络，从表入里，故其传经有六，自阳至阴，以次而深。瘟疫自口鼻入，伏于膜原③，其邪在不表不里之间。其传变有九，或表或里，各自为病。有但④表而不里者，有表而再表者，有但里而不表者，有里而再里者，有表里分传者，有表里分传而再分传者，有表胜于里者，有先表后里者，有先里后表者。"其间有与伤寒相反十一事，又有变证、兼证，种种不同。并著论制方，一一辨别。古无瘟疫专书，自有性书出，始有发明。

【注解】 ① 吴有性：生卒年 1582—1652，号淡斋，江苏吴县人，明代著名医家。其著作《瘟疫论》一书开中医探讨传染病学研究之先河。② 明季：明朝末年。③ 膜原：一身之半表半里，居于卫表肌腠之内，五脏六腑之外。④ 但：只、仅。

【白话文】 吴有性，字又可，江南吴县人。生于明朝末年，居住在太湖洞庭山。崇祯辛巳年间，南北直隶、山东、浙江等地瘟疫横行，医生们都用治疗伤寒病的方法进行治疗,毫无效果。吴有性推究病源,潜心研究,依据治验所得,写了《瘟疫论》,说:"伤寒病邪是从毛孔侵入人体,伤在脉络,从表入里,循太阳、阳明、少阳、太阴、厥阴、少阴六经,从阳到阴、从浅入深传变。而瘟疫病邪是从口鼻侵入,停留在膜原,即半表半里之间。疾病的传变方式有九种,或表或里,表现出各自的症状。有但表而不里的,有表而再表的,有但里而不表的,有里而再里的,有表里分传的,有表里分传而再分传的,有表胜于里的,有先表后里的,有先里后表的。"瘟疫和伤寒有十一种相反的情况,还有变证、兼证等不同。吴有性写书对此进行论述并调制方剂,一一予以辨别。从前没有瘟疫方面的专著,从吴有性著书开始才对此有所研究。

方技传世

【出处】 〔东汉〕班固《汉书》。

【原文】 凡方技三十六家,八百六十八卷。

方技者,皆生生①之具,王官之一守也。太古有岐伯、俞跗,中世有扁鹊、秦和,盖论病以及国,原②诊以知政。汉兴有仓公。今其技术晻昧③,故论其书,以序方技为四种。

【注解】 ① 生:使……生存。② 原:追究根源。③ 晻昧:埋没,湮没。

【白话文】 方技共三十六家,总计八百六十八卷。

方技是使生命生存不息的工具,天子之官的一种职守。上古有岐伯、俞跗,中古有扁鹊、秦和,他们论述病情就能推及国情,追溯诊病的根源便可推知朝政。汉代兴起而有仓公。如今他们的医术已淹没不明，因此整理他们的著作，并把方技著作依次排列为四种。

坟上毒菌

【出处】〔宋〕李昉《太平广记》。

【原文】 岭南风俗，多为毒药。令老奴食冶葛①死，埋之。土堆上生菌子②，其正当腹上，食之立死。手足额上生者，当日死。旁自外者，数日死。渐远者，或一月两月。全远者，或二年三年。无得活者。惟有陈怀卿家药能解之。或有以菌药涂马鞭头、马控上，拂③着手即毒，拭④着口即死。

【注解】 ① 冶葛：即野葛，毒草名。② 菌子：野生蘑菇。③ 拂：轻轻擦过。④ 拭：揩擦。

【白话文】 岭南的风俗，多擅长制毒药。让老奴吃毒草野葛，死后埋掉。土堆上生菌子，菌子生在腹部位置上的，吃了立刻就死。生在手、足、额部位上的，吃了，当天死。生在旁边远一点的，几天之内死。稍远的，一个月或两个月死。最远的，或两三年内死。没有能活着的。只有陈怀卿家制的解药能解这种菌毒。如果有人将菌毒涂在马鞭鞘、马控上，轻擦着手就中毒，沾上嘴立刻就死。

奉御用和

【出处】〔北宋〕邵伯温《邵氏闻见录》。

【原文】 仁宗初纳光献后，后有疾，国医不效。帝曰："后在家用何人医？"后曰："妾随叔父官河阳，有疾服孙用和药辄效。"寻召用和，服其药果验。自布衣除①尚药奉御②，用和自此进用。用和，本卫人，以避事客③河阳，善用张仲景法治伤寒，名闻天下。二子奇、兆，皆登进士第，为朝官，亦善医。

【注释】 ①除：任命官职。②尚药奉御：古官职名，主要是管理为帝王制作御药、诊断处方等工作。③客：迁居、寄居。

【白话文】 仁宗刚刚册封光献皇后，皇后就患病，御医都治不好。皇帝说："皇后在家时是谁帮你治病的？"皇后说："臣妾随叔父到河阳，有了疾病服用孙用和的药就好了。"皇上立即召见孙用和，皇后服了他的药果真就痊愈了。从一介布衣被封为尚药奉御，孙用和从此就开始被朝廷所用。孙用和本是卫地人，因为逃避职事客居在河阳，擅长用张仲景的方法治疗伤寒，闻名天下。他的两个儿子孙奇和孙兆，都成为进士，在朝廷做官，也十分擅长医术。

涪翁传人

【出处】 〔南朝宋〕范晔《后汉书·方术列传第七十二下》。

【原文】 郭玉①者，广汉②雒③人也。初，有老父不知何出，常渔钓于涪水，因号涪翁。乞食人间，见有疾者，时下针石，辄应时而效，乃著《针经》《诊脉法》传于世。弟子程高，寻求积年，翁乃授之。高亦隐迹不仕。玉少师事高，学方诊六微④之技，阴阳隐侧之术。和帝时，为太医丞，多有效应。帝奇之，仍试令嬖臣⑤美手腕者与女子杂处帷中，使玉各诊一手，问所疾苦。玉曰："左阳右阴，脉有男女，状若异人，臣疑其故。"帝叹息称善。

玉仁爱不矜，虽贫贱厮养^⑥，必尽其心力，而医疗贵人，时或不愈。帝乃令贵人羸服变处，一针即差。召玉诘问其状，对曰："医之为言意也。腠理^⑦至微，随气用巧，针石之间，毫芒即乖^⑧。神存于心手之际，可得解而不可得言也。夫贵者处尊高以临臣，臣怀怖慑以承之。其为疗也，有四难焉：自用意而不任臣，一难也；将身不谨，二难也；骨节不强，不能使药，三难也；好逸恶劳，四难也。针有分寸，时有破漏，重以恐惧之心，加以裁慎之志，臣意且犹不尽，何有于病哉！此其所为不愈也。"帝善其对。年老卒官。

【注解】 ① 郭玉：是东汉和帝时最负盛名的医学家。郭玉的师祖是一位隐士，世人不知其姓名，因其在四川涪水附近以钓鱼为生，所以称为"涪翁"。② 广汉：古地名，在今四川省。③ 雒：古地名，今址在四川省广汉市北。④ 六微：古代医学术语，指研究人体病变原理。⑤ 嬖臣：受宠幸的近臣。⑥ 厮养：干粗杂活的奴隶或小役。⑦ 腠理：中医指皮肤的纹理和皮下肌肉之间的空隙。⑧ 乖：不顺、差异。

【白话文】 郭玉，广汉雒人。早年，有个不知从何处来的老翁，常在涪水旁边钓鱼，大家称他为涪翁。涪翁常向人乞食，如果遇见生病的人，就用针石给人治病，能立刻见效，并且写了《针经》《诊脉法》传世。学生程高跟随老翁多年，老翁才把医术传授给他。程高也隐居不做官了。郭玉年轻时曾拜程高为师，学习诊病开方的技术和阴阳推算的方法。汉和帝时，郭玉做了太医丞，治病多数有效。皇帝对此觉得很神奇，叫一个手臂长得秀美的宠臣和一女子躲在帐中，各伸出一只手来，叫郭玉诊脉，问是得了什么病。郭玉说："左阳右阴，脉有男女，好像是不同的人，臣怀疑其中必有缘故。"皇帝赞叹不已。

郭玉为人心地仁慈，不骄傲自大，即使是给穷人或地位低下的奴仆看病,也一定尽心竭力,但给有钱人或官员治病,有时反而不见效。皇帝让他们穿着破旧的衣服就诊,一针下去病就好了。皇帝把郭玉找来问其原因,郭玉说:"医生治病在于精神集中。皮肤纹理很细,要顺着气血流动,手法要巧妙,扎针治病有丝毫差错就会出现问题。我治病时的精神集中在心与手之间,这些只能领会却没办法说清楚。那些富贵之人处在尊贵的高高在上的地位,我怀着紧张害怕的心理去给他们看病。这样看病有四种难处:病者自作主张而不听我吩咐,这是一难;病人不注意爱护身体,这是二难;病人骨节不强壮,不能使药力生效,这是三难;病人好逸恶劳,这是四难。下针讲求适当的度,有时难免发生误差,加上我有害怕心理,小心翼翼,我自己的精神都不能完全集中,又怎么能集中精力在病情上呢? 这就是治不好病的原因。"皇帝认为他的话很有道理。郭玉年纪大了后死在太医丞任上。

甘枣奇物

【出处】 〔先秦〕佚名《山海经》。

【原文】 中山经薄山之首,曰甘枣之山,共水出焉,而西流注于河。其上多枇木。其下有草焉,葵本而杏叶,黄华而荚实,名曰箨,可以已①瞢②。有兽焉,其状独鼠而文题,其名曰䶄,食之已瘿③。

【注解】 ① 已:停止,这里指治愈。② 瞢:模糊不清,这里指视力不佳的疾病。③ 瘿:中医病证名,是以颈前喉结两旁结块肿大为基本临床特征。

【白话文】 中部薄山山系第一座是甘枣山,共水从这座山发源,然后向西流入黄河。山上有茂密的杻树。山下有一种草，根像葵，叶子像杏，开黄色的花，果实像豆荚一类，名称是箨，人吃了它可以治愈眼睛昏花。山中还有一种野兽，形状像独鼠而额头上有花纹，名称是虪，吃了它的肉就能治好人脖子上的瘿瘤。

皋涂奇物

【出处】 〔先秦〕佚名《山海经》。

【原文】 西南三百八十里，曰皋涂之山，蔷水出焉，西流注于诸资之水；涂水出焉，南流注于集获之水。其阳①多丹粟，其阴②多银、黄金，其上多桂木。有白石焉，其名曰礜，可以毒鼠。有草焉，其状如稿茇，其叶如葵赤背，名曰无条，可以毒鼠。有兽焉，其状如鹿而白尾，马足人手而四角，名曰玃如。有鸟焉，其状如鸱而人足，名曰数斯，食之已瘿③。

【注解】 ① 阳：指山的向阳面，南面。② 阴：指山的背阴面，北面。

【白话文】 天帝山往西南三百八十里，是皋涂山，蔷水发源于此，向西流入诸资水；涂水也发源于此，向南流入集获水。山的南面有许多粟粒大小的丹砂，北面多产银、黄金，山上到处是桂树。山中有一种白色的石头，名称是礜，可以用来毒死老鼠。山中又有一种草，形状像稿茇，叶子像葵，背面是红色的，名无条，可以用来毒死老鼠。有一种野兽，形状像鹿，尾巴是白色的，后肢像马蹄、前肢像人手，有四只角，名称是玃如。山中还有一种鸟，形状像鸱鹰却长着人一样的脚，名数斯，吃了它的肉就能治愈人脖子上的瘿瘤。

高官医者

【出处】 〔清〕张廷玉等《明史·方伎》。

【原文】 又有许绅者,京师人。嘉靖初,供事御药房,受知于世宗,累迁太医院使,历加工部尚书,领院事。二十年,宫婢杨金英等谋逆,以帛缢帝,气已绝。绅急调峻药下之,辰时①下药,未时②忽作声,去紫血数升,遂能言,又数剂而愈。帝德绅,加太子太保、礼部尚书,赐赉③甚厚。未几,绅得疾,曰:"吾不起矣。曩④者宫变,吾自分不效必杀身,因此惊悸,非药石所能疗也。"已而果卒,赐谥恭僖,官其一子,恤典⑤有加。明世,医者官最显,止绅一人。

【注解】 ① 辰时:古代计时法,指上午七点到九点。② 未时:古代计时法,指下午一点至三点。③ 赉:赠予,给人钱财。④ 曩:以往,从前。⑤ 恤典:帝王对臣属规定的丧葬善后礼式。

【白话文】 许绅,京城人。嘉靖初年,许绅在御药房任职,受到明世宗的赏识,调任为太医院使,后来又加封为工部尚书,管理太医院事。嘉靖二十年(1541 年),宫女杨金英等人谋反,用绸布勒杀皇帝,皇帝气息已断。许绅急忙用峻猛的药物给皇帝灌下,辰时服用药物,未时皇帝忽然发出声音,吐出紫色的淤血数升后,就能开口说话了,接着又服用数剂药物就痊愈了。皇帝非常感谢许绅,加封他为太子太保、礼部尚书,给他丰厚的赏赐。不久,许绅得病,对人说:"我的病治不好了。从前宫廷发生变故,我知道自己如果没把皇上治好,必定会有杀身之祸,因此受惊,这不是药物能治得好的。"不久许绅果然病逝了,皇帝赐谥号恭僖,封他的一个儿子为官,给他办了隆重的丧

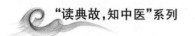

礼。明代医官中最显盛的只有许绅一人。

高阳智藏

【出处】 〔唐〕李延寿《北史·许智藏篇》。

【原文】 许智藏①，高阳②人也。祖道幼，常以母疾，遂览医方，因而究极，时号名医。诫诸子曰："为人子者，尝膳视药，不知方术，岂谓孝乎？"由是，遂世相传授。仕梁，位员外散骑侍郎。父景，武陵王谘议参军。

智藏少以医术自达，仕陈，为散骑常侍。陈灭，隋文帝以为员外散骑侍郎，使诣扬州。会秦王俊有疾，上驰召之，俊夜梦其亡妃崔氏泣曰："本来相迎，如闻许智藏将至，其人若到，当必相苦③，为之奈何？"明夜，俊又梦崔氏曰："妾得计矣，当入灵府④中以避之。"及智藏至，为俊诊脉曰："疾已入心，即当发痫，不可救也。"果如言，俊数日而薨。上奇其妙，赍物⑤百段。炀帝即位，智藏时致仕⑥。帝每有苦，辄令中使就宅询访，或以辇⑦迎入殿，扶登御床。智藏为方奏之，用无不效。卒于家，年八十。

【注解】 ① 许智藏：隋代医家。② 高阳：古地名，今属山东。③ 相苦：难过，不舒服，被为难。④ 灵府：此处指心。⑤ 赍物：赏赐物品。⑥ 致仕：辞官。⑦ 辇：古代用人拉着走的车子，后多指天子或王室坐的车子。

【白话文】 许智藏，高阳人。祖父许道幼，因母亲患病，四处寻觅医方，因而深究医理，在当时号称名医。许道幼告诫他的几个孩子说："做晚辈的，父母吃饭吃药前，先尝后进，而不了解医术，怎么能够称为孝顺?"从那时起,便世代传授医术。后来许道幼出仕于南朝梁,官职是员外散骑侍郎。许智藏的父亲许景,是武陵王谘议参军。

许智藏年轻时便因为通晓医术而得志,在南朝陈做散骑常侍。陈灭亡后,隋文帝让他做了员外散骑侍郎,派他到扬州去。恰巧秦王杨俊有病,皇上派人驱马疾行召他。秦王俊夜间梦见已故妃子崔氏哭着说:"本应迎接你,但听到许智藏将要来到,这个人如果到了,势必被他为难,怎么办呢?"第二天夜里,秦王俊又梦见崔氏说:"我找到办法了,可以到你心中躲避。"等到许智藏到来,给他诊脉说:"病邪已经进入心中,你很快就会发癫痫,不能医救了。"果然如他所说,秦王俊几天后死去。皇上惊奇他医术奇妙,赏赐给他许多物品。隋炀帝即位后,许智藏辞官在家。皇帝每次有病,就令使者到他府中询问,或者用辇车迎进宫中,扶到皇帝床上。许智藏开药方呈奏,用后没有不起作用的。许智藏晚年死在家中,年八十岁。

蛤精之疾

【出处】 〔宋〕李昉《太平广记》。

【原文】 北齐右仆射①徐之才善医术。时有人患脚跟肿痛,诸医莫能识之。窥之曰:"蛤②精疾也。得之当由乘船入海,垂脚水中。"疾者曰:"实曾如此。"为割之,得蛤子二个,如榆荚③。

【注解】 ① 仆射:魏晋南北朝至宋尚书省的长官。② 蛤:蛤蜊,软体动物,壳形卵圆,色淡褐,稍有轮纹,内白色,栖浅海沙中,肉可食。③ 榆荚:榆树的种子,因形似古代串起的麻钱,故又称榆钱儿。

【白话文】 北齐的右仆射徐之才擅长医术。当时有一人患了脚跟肿痛的病，很多医生都诊断不出是什么病。徐之才看后说："是蛤蜊精病。是因为在海上乘船时，将脚垂到水中而得的。"病人说："确实曾经这样发生过。"徐之才为病人做手术，取出两个像榆钱大小的蛤蜊仔。

宫廷圣医

【出处】〔清〕张廷玉等《明史·方伎》。

【原文】 戴思恭①，字原礼，浦江人，以字行。受学于义乌朱震亨。震亨师金华许谦，得朱子之传，又学医于宋内侍钱塘罗知悌。知悌得之荆山浮屠，浮屠则河间刘守真②门人也。震亨医学大行，时称为丹溪先生。爱思恭才敏，尽以医术授之。洪武中，征为御医，所疗治立效，太祖爱重之。燕王患瘕③，太祖遣思恭往治，见他医所用药良是，念何以不效，乃问王何嗜。曰："嗜生芹。"思恭曰："得之矣。"投一剂，夜暴下，皆细蝗也。晋王疾，思恭疗之愈。已，复发，即卒。太祖怒，逮治王府诸医。思恭从容进曰："臣前奉命视王疾，启王曰：'今即愈，但毒在膏肓，恐复作不可疗也。'今果然矣。"诸医由是免死。思恭时已老，风雨辄免朝。太祖不豫④，少间，出御右顺门⑤，治诸医侍疾无状者，独慰思恭曰："汝仁义人也，毋恐。"已而太祖崩，太孙嗣位，罪诸医，独擢思恭太医院使。永乐初，以年老乞归。三年夏，复征入，免其拜，特召乃进见。其年冬，复乞骸骨⑥，遣官护送，赍金币，逾月而卒，年八十有二，遣行人致祭。所著有《证治要诀》《证治类元》《类证用药》诸书，皆蒐括⑦丹溪⑧之旨。又订正丹溪《金匮钩玄》三卷，附以己意。人谓无愧其师云。

【注解】 ① 戴思恭：生卒年 1324—1405，明代著名医学家，号肃斋，名医朱丹溪的优秀弟子，明成祖称其为"国朝之圣医"。② 刘守真：即刘完素，金代杰出医学家，"金元四大家"之一。③ 瘕：腹中结块，此处指腹中生长寄生虫。④ 不豫：天子有病的讳称。⑤ 顺门：皇帝起居便殿的门。⑥ 乞骸骨：古代官吏自请退职，意谓使骸骨得归葬故乡。⑦ 檃括：就原有文章的内容、情节，加以剪裁或修改。⑧ 丹溪：即朱丹溪。

【白话文】 戴思恭，字原礼，浦江人，出身于读书人家庭。戴思恭跟随义乌朱震亨学习。朱震亨早年师从金华的许谦，得朱熹学说真传，又跟随宋朝内侍钱塘的罗知悌学医。罗知悌的老师是荆山浮屠，浮屠是河间刘守真的学生。当时朱震亨的医学思想广为流传，人称"丹溪先生"。朱震亨欣赏戴思恭才思敏捷，将自己的医术都传授给他。洪武年间，戴思恭被朝廷征召为御医，所治之病都很快见效，明太祖十分器重他。有次燕王腹中结块，太祖派戴思恭去为燕王治病，戴思恭见其他医生虽用尽良药，还是不见好转，于是问燕王有什么嗜好。燕王说："喜欢吃生芹菜。"戴思恭说："我知道原因了！"开了一剂药给燕王服下，晚上燕王大泻，拉出来的都是很小的蚂蟥。晋王患病，戴思恭为他治好了。不久后，晋王旧病复发而死。太祖大怒，将王府的医生全部逮捕治罪。思恭从容进言说："臣之前奉命为晋王治病，告诉晋王说，'现在虽然病好了，但邪毒已入膏肓，若复发恐怕就治不好了。'如今果然是这样。"经他一解释，晋王府内医生都幸免于死。当时戴思恭年纪已大，太祖念他年迈，特许他刮风下雨天不用上早朝。后来太祖生病久治不愈，稍有好转，到右顺门，责罚为他治疗不尽心的医生，惟独安慰戴思恭道："你是仁义之人，不要害怕。"后太祖驾崩，建文帝即位，诸多御医都被治罪，唯独提拔戴思恭为太医院使。永乐初年，戴思恭以年老为由向皇帝请求告老还乡。永乐三年夏天，明成祖召戴思恭回朝，免除他的跪拜礼，有事情时才召他进见。这年冬天，戴思恭再次请求告老还乡，成祖赐给他金币，并派人护送。一个月后，戴思恭去世，享年八十二岁，明成祖特意派人前往祭奠。戴思恭著有《证治要诀》《证治类元》《类证用药》等书，这些书都囊括了朱丹溪的主要学术思想。戴思恭还修订了朱丹溪写的《金匮钩玄》三卷，并增加了自己的见解，人们称赞他无愧于他的老师。

古保学医

【出处】〔南梁〕萧子显《南齐书》。

【原文】　建元四年，有司①奏置国学，祭酒②准诸曹尚书，博士准中书郎，助教准南台御史。选经学为先。若其人难备，给事中以还明经者，以本位领。其下典学二人，三品，准太常主簿；户曹、仪曹各二人，五品；白簿治礼吏八人，六品；保学医③二人；威仪二人。其夏，国讳废学，有司奏省助教以下。永明三年，立学，尚书令王俭领祭酒。八年，国子博士何胤单为祭酒，疑所服，陆澄等皆不能据，遂以玄服临试。月余日，博议定，乃服朱衣。

【注解】　① 有司：主管某部门的官吏。② 祭酒：古代学官名。晋武帝咸宁四年设，以后历代多沿用，为国子学或国子监的主管官。③ 保学医：我国古代医生的职称，保学医始设于南北朝时期南齐太常寺内，其主要职责是传授医学知识。

【白话文】　建元四年，主管官吏奏请设置国学，祭酒官级相当于诸曹尚书，博士相当于中书郎，助教相当于南台御史。选官首先考虑精通经学的人。如果这类人难以齐备，给事中以下考明经入仕的，以本职兼任。此下设典学二人，三品，官级相当于太常主簿；户曹、仪曹各二人，五品；白簿治礼吏八人，六品；保学医二人；威仪二人。这年夏天，因国丧废止国学，主管官吏奏请省去助教以下各职。永明三年，设立国学，尚书令王俭兼任祭酒。永明八年，国子博士何胤单担任祭酒，考虑穿什么颜色的礼服，陆澄等人都不能提供依据，于是穿黑色礼服主持考试。一个多月后，众人商量确定，于是穿红色礼服。

固齿仙方

【出处】　〔宋〕文莹《玉壶清话》。

【原文】　文莹丙午岁访辰帅张不疑师正，时不疑方五十，齿已疏摇，咀嚼颇艰。后熙宁丁巳①，不疑帅鼎，复见招，为武陵之游。凡巨脔②大胾③，利若刀截，已六十二矣。余怪而诘④焉，曰："得药固之。"时余满口摇落，危若悬蒂，谩以此药试之，辄尔⑤再固。因求此方以疗病齿者，凡用之皆效。题曰《西华岳莲花峰神传齿药方》。序曰："元亨在天圣中，结道友登岳顶，至明星馆，于故基下得断碑数片，仿佛有古文，洗涤而后可辨，读之，乃《治口齿乌髭药歌》一首。歌曰：'猪牙皂角及生姜，西国升麻蜀地黄。木律旱莲槐角子，细辛荷叶要相当。青盐等分同烧煅，研杀将来使最良。揩齿牢牙髭鬓黑，谁知世上有仙方。'"

【注解】　①熙宁丁巳：宋神宗熙宁十年（1077年）。②脔：切成块的肉。③胾：大脔也，从肉。④诘：追问。⑤辄尔：立即，就。

【白话文】　文莹丙午年拜访辰州帅张不疑师正，当时张不疑才五十岁，牙齿已经稀疏松动，咀嚼很是困难。后来在熙宁丁巳年，张不疑出任鼎州帅，再次见面，一起同游武陵。张不疑吃起大块的肉，牙齿锋利得像刀切一样，当时他已经六十二岁了。我奇怪地询问他，他说："用过了药才会这样。"当时我满口的牙也是摇摇晃晃快要脱落，就用了那药试试，立即再度变得坚固。所有用这个药方治疗牙病的，用了都见效。记载为《西华岳莲花峰神传齿药方》。序言："元亨年间在天圣中，和道友一起登山，到达明星馆，在老地基下发现几段残碑，仿佛有古文，洗涤后可辨，是一首《治口齿乌髭药歌》：'猪牙皂角及生姜，西国升麻蜀地黄。木律旱莲槐角子，细辛荷叶要相当。青盐等分同烧煅，研杀将来使最良。揩齿牢牙髭鬓黑，谁知世上有仙方。'"

怪病奇疾

【出处】〔宋〕沈括《梦溪笔谈·异事异疾附》。

【原文】 世有奇疾者。吕缙叔①以知制诰②知颍州③，忽得疾，但缩小，临终仅如小儿。古人不曾有此疾，终无人识。有松滋令姜愚，无他疾，忽不识字，数年方稍稍复旧。又有一人家妾，视直物皆曲，弓弦界尺之类，视之皆如钩，医僧奉真亲见之。江南逆旅④中一老妇，啖物不知饱。徐德占过逆旅，老妇诉以饥，其子耻之，对德占以蒸饼啖之，尽一竹篚，约百饼，犹称饥不已。日食饭一石米，随即痢之，饥复如故。京兆醴泉主簿蔡绳，予友人也，亦得饥疾，每饥立须啖物，稍迟则顿仆闷绝。怀中常置饼饵，虽对贵官，遇饥亦便龁⑤啖。绳有美行，博学有文，为时闻人，终以此不幸，无人识其疾，每为之哀伤。

【注解】 ①吕缙叔：吕夏卿，字缙叔，宋朝泉州晋江人，庆历年间进士。②知制诰：官名，唐玄宗开元时期，以他官掌诏、敕、策、命者称为兼知制诰，知制诰遂成为差遣职名，凡加此号者，即有撰作诏敕之责。

③ 颖州：今安徽阜阳。④ 逆旅：客舍，旅店。⑤ 龁：用牙齿咬东西。

【白话文】 世间有得奇怪疾病的人。吕缙叔以知制诰任颖州知州，忽然得病，只是身体缩小，临终时身体仅像小儿般大小。未曾听说古人有这种病，所以最终也没有人能诊治。又有松滋县令姜愚，没有别的病，却忽然不识字，数年以后才渐渐恢复。又有一人家的妾，看直的东西都弯曲，如弓弦、界尺之类，她看着都像钩，医僧奉真曾亲眼见过这件事。江南旅店中有一位老妇，吃东西不知饱。徐德占路过这旅店，老妇诉说肚子饿，她儿子觉得丢人，就当着德占的面给她蒸饼吃，结果吃了一箩筐，有百来个，还不停地喊饿。她每天能吃一石的米饭，随即拉肚子排泄掉，又饥饿如故。京兆礼泉县主簿蔡绳，是我的友人，也得了这种饥病，他每觉得肚子饿就必须立即吃东西，稍慢点就会一下子扑倒在地而昏厥过去。他常在怀里揣着饼糕之类的食物，虽当着贵人高官的面，饿了也随时啃食。蔡绳有好品行，博学而有文采，为一时知名的人士，而后来竟有此不幸，又无人能治他的病，我常为他感到哀伤。

广利大师

【出处】〔元〕脱脱等《宋史·列传第二百二十》。

【原文】 沙门①洪蕴，本姓蓝，潭州②长沙人。母翁，初以无子，专诵佛经，既而有娠，生洪蕴。年十三，诣郡之开福寺沙门智岊③，求出家，习方技之书，后游京师，以医术知名。太祖召见，赐紫方袍④，号广利大师。太平兴国⑤中，诏购医方，洪蕴录古方数十以献。真宗在蜀邸，洪蕴尝以方药谒见⑥。咸平初，补右街首座，累转左街副僧录⑦。

洪蕴尤工诊切，每先岁时言人生死，无不应。汤剂精至，贵戚大臣有疾者，多诏遣诊疗。景德元年卒，年六十八。

【注解】 ① 沙门：佛教名词。原为古印度各教派出家修道者的通称，后佛教专指依照戒律出家修道的人。② 潭州：古时对湖南地区以及部分湖北地区的称呼。③ 嵒：音jié。④ 方袍：僧人所穿的袈裟。因平摊为方形，故称。⑤ 太平兴国：北宋太宗赵匡义的一个年号，系指公元976年12月至984年11月共计八年。⑥ 谒见：进见。⑦ 僧录：宋代中央僧职机构称为左、右街僧录司，左、右街僧录司"掌寺院、僧尼账籍及僧官补授之事"，僧录司设僧录、副僧录、讲经首座、讲论首座、鉴义等僧官，左、右街各设一员。

【白话文】 洪蕴和尚，本姓蓝，潭州长沙人。他的母亲，早年因为没有孩子，所以每天诵读佛经，后来怀孕了，生下了洪蕴。洪蕴十三岁那年，去拜访本地开福寺的和尚智嵒，请求出家，学习医药及养生之术，后来洪蕴云游到京师，以医术而出名。宋太祖赵匡胤召见他，赐给他紫色的袈裟，封号广利大师。太平兴国年间，宋太宗下诏收集医方，洪蕴收录了数十个古方献给朝廷。宋真宗在蜀地的时候，洪蕴曾拿方药去觐见。宋真宗咸平初年，洪蕴补为右街首座，几经提拔为左街副僧录。洪蕴特别擅长诊脉，每次预言他人的生死，没有不应验的。洪蕴调配的汤剂讲求精制，所以皇亲国戚或是朝中大臣患病，大多让他去治疗。宋真宗景德元年，洪蕴去世，享年六十八岁。

鬼注之病

【出处】 〔清〕沈源《奇症汇》。

【原文】 刘大用治韶州南七十里,古田有富家妇陈氏,抱异疾,常日无他苦,但遇微风吹拂,则股间一点奇痒,把搔不定手,已而举体皆然,逮①于发厥,凡三日醒,及坐,有声如咳,其身乍前乍后,若摇兀之状,率②以百数,甫③少定。又经日,始困卧,不知人④累⑤夕。渐至不敢出户,更数医不效。刘视之曰:吾得其症矣。先用药一服,取念珠一串,病家莫省⑥其用,乃当妇摇兀时,记其数,数之觉减,然后云是名鬼注,因入神庙为鬼所凭,致精气荡越。法当用死人枕,煎汤饮之,既饮大泻数行愈,枕还原处。

【注解】 ①逮:到,及。②率:大概。③甫:方才,刚刚。④不知人:昏迷不醒。⑤累:多次。⑥省:明白。

【白话文】 刘大用治韶州南七十里,古田富家妇女陈氏,得了怪病,平常没什么症状,一遇微风吹拂,大腿间有一点就会奇痒,搔抓不停,之后全身都会这样,继而昏厥,三天后清醒,坐起来就发出咳嗽的声音,身体前后摇摇晃晃,大概好几百下才能稍微平定下来。然后又开始困倦,人事不知几天。慢慢地不敢出门,换了很多医生都治不好。刘大用看了说:"我知道这是什么病了。"先用药一服,取念珠一串,病人家属不知道有什么用,当妇人摇晃的时候,计数,数着数着感觉少了,然后说这个病名为鬼注,是因为进入神庙被鬼所附身,导致精气荡越。治法是用死人用过的枕头,煎汤饮下,之后就会腹泻,然后病愈,枕头放回原处。

国医圣手

【出处】 〔宋〕李昉《太平广记》。

【原文】　何颙①妙有知人之鉴。初，郡张仲景②总角③造颙，颙谓曰："君用思精密，而韵④不能高，将为良医矣。"仲景后果有奇术。王仲宣年十七时过仲景，仲景谓之曰："君体有病，宜服五石汤。若不治，年及三十，当眉落。"仲宣以其赊远⑤不治。后至三十，果觉眉落。其精如此，世咸叹颙之知人。

【注解】　① 何颙：三国人物，字伯求，南阳襄乡（今湖北襄阳）人。② 张仲景：名机，东汉南阳郡涅阳（今河南邓州，另说河南南阳）人，被人们称为"医中之圣，方中之祖"。相传他曾举孝廉，做过长沙太守，所以有张长沙之称。③ 总角：古时未成年人束发为两结，形状如角，故称。借指童年。④ 韵：风度，风致，情趣，意味。⑤ 赊远：久远，遥远。

【白话文】　何颙有极高的识别人才的能力。当初，同县的小孩张仲景来拜访他，他对张仲景说："你考虑问题细微周到，但你的气派、风度不太高，以后必成一名良医呀！"后来张仲景果然医术超凡。王仲宣十七岁时来拜访张仲景，仲景对王仲宣说："你身体有病，应当服用五石汤。若不治疗，到三十岁时，眉毛该脱落了。"王仲宣认为自己离三十岁还远，就没及时治疗。到他三十岁时，果然发现眉毛脱落。张仲景的医术精深到这种程度，世人无不赞叹何颙识别人才的能力！

海上灵草

【出处】　〔宋〕李昉《太平广记》。

【原文】　时又有处士伊祁玄解，缜①发童颜，气息香洁。常乘一黄牝②马，才三尺高，不啖③刍④粟，但饮醇酎，不施缰绊，惟以青毡籍其背。常游历青兖间。若与人款曲⑤，话千百年事，皆如目击。帝知其异人，遂令官诏入宫内，馆于九华之室，设紫茭之席，饮龙膏之酒。紫茭席类茭叶，光软香静，夏凉冬温。龙膏酒黑如纯漆，饮之令人神爽。此本鸟弋山离国所献也。鸟弋山离国，已见班固《西京传》也。帝每日亲自访问，颇加敬仰。而玄解鲁朴，未尝闲人臣礼。帝因问之曰："先生春秋⑥高而颜色不老，何也？"玄解曰："臣家于海上，种灵草食之，故得然也。"即于衣间出三等药实，为帝种于殿前。一曰双麟芝，二曰六合葵，三曰万根藤。双麟芝色褐，一茎两穗，穗形如麟，头尾悉具，其中有子，如瑟瑟⑦焉。六合葵色红，而叶类于茂葵，始生六茎，其上合为一株，共生十二叶，内出二十四花，花如桃花，而一朵千叶，一叶六影，其成实如相思子。万根藤子，一子而生万根，枝叶皆碧，钩连盘屈，荫一畮⑧。其状类芍药，而蕊色殷红，细如丝发，可长五六寸。一朵之内，不啻⑨千茎，亦谓之绛心藤。灵草既成，人乃莫见。而玄解请帝自采饵之，颇觉神验。

【注解】　①缜：密。②牝：雌性动物。③啖：吃或给人吃。④刍：喂牲口的草料。⑤款曲：殷切应酬。⑥春秋：年龄。⑦瑟瑟：碧色宝石。⑧畮：古同亩。⑨不啻：不止。啻：仅仅，只是。

【白话文】　当时又有一个隐士伊祁玄解，头发稠密而黑，面如童颜，气息清香洁净。他经常骑着的一匹黄色的母马，才三尺高，不吃草和粮食，只喝醇酒，不用缰绳和辔头，只用青毡垫在它的背上。他经常在青州和兖州一带游历。如果和别人交往，说千百年的事，都像亲眼看见一样。宪宗皇帝知道他是一个异人，于是就让人把他诏入宫内，让他住在非常华丽的房屋里，屋里设置紫茭做的席子，给他喝龙膏做的酒。紫茭席类似茭叶，光滑柔软，舒适清洁，夏天凉爽，冬天温暖。龙膏酒颜色黑如纯漆，喝了它使人精神清爽。这酒本来是鸟弋山离国进献的。鸟弋山离国，早已在班固的《西京传》里叙述过。

宪宗皇帝每天都亲自来拜访，对他十分敬重仰慕。但是玄解却愚钝淳朴，不懂得做人臣的礼节。宪宗皇帝问玄解说："先生的年岁很高，但是面容却不老，这是为什么？"玄解说："我的家在海上，种有灵草食用，所以能够这样。"说完就在衣服袋里取出三样药的种子，为宪宗皇帝种在殿前。第一种叫双麟芝，第二种叫六合葵，第三种叫万根藤。双麟芝是褐色的，一根茎两个穗，穗的形状像麒麟，头尾都齐全，它的中间有子，像碧珠一样。六合葵是红色的，叶子类似茂葵，开始生六个茎，到上面合成一株，共生十二片叶子，里面长出二十四朵花，花如桃花，一朵花一千个花瓣，一个瓣有六个影，它成熟的种子像相思子。万根藤子，一子生万根，枝叶都是青绿色，钩连盘屈，遮盖一亩地。它的形状类似芍药，花蕊的颜色殷红，细如丝发，长五六寸，一朵之内，不止千根，也叫它绛心藤。灵草已经成熟，人却看不见。玄解请宪宗皇帝自己采它吃，吃后觉得很神验。

寒食治蛟

【出处】 〔明〕徐春甫《古今医统大全》。

【原文】 古有患者，饮食如故，发则如癫，面色青黄，小腹胀满如孕。医者诊其脉与证皆异，而难明其主疗。忽有一山叟曰：闻开皇①六年，灞桥有患此病。盖因三月八日水边食芹菜得之，有识者曰：此蛟龙病也。为龙游于芹菜之上，误食而病也。遂以寒食②饧③，每剂五合，服之数服，吐出一物，虽小而似蛟龙状，有两头。其病者根据此治之获效。

【注解】 ① 开皇：隋文帝杨坚的年号，历时十九年余。② 寒食：在夏历冬至后一百零五日，清明节前一或二日。在这一日，禁烟火，只吃冷食,所以叫作寒食节。③ 饧:饴糖。

【白话文】 古时有个患者,饮食和往常一样,发病时变得癫狂,面色青黄,小腹胀满如同孕妇。医者诊其脉与证都不同,很难弄清其主要的疗法。突然来了一位山中老翁说:"听闻开皇六年,灞桥一带有人患过此病。是因为三月八日在水边吃了芹菜而患病,有见识的人说这叫蛟龙病。因为龙游于芹菜之上,人误食所以生病。于是以冷食饴糖,每剂量为五合,服了几剂,吐出一物,虽小而似蛟龙的样子,有两头。用了这个方法,病才好了。"

翰林医官

【出处】 〔元〕脱脱等《宋史·列传第二百二十一》。

【原文】 许希①,开封人。以医为业,补翰林医学②。景祐元年,仁宗不豫③,侍医数进药,不效,人心忧恐。冀国大长公主荐希,希诊曰:"针心下包络之间,可亟愈。"左右争以为不可,诸黄门④祈以身试,试之,无所害。遂以针进,而帝疾愈。命为翰林医官⑤,赐绯衣⑥、银鱼⑦及器币。希拜谢已,又西向拜,帝问其故,对曰:"扁鹊,臣师也。今者非臣之功,殆臣师之赐,安敢忘师乎?"乃请以所得金兴扁鹊庙。帝为筑庙于城西隅,封灵应侯。其后庙益完,学医者归趋之,因立太医局于其旁。

希至殿中省⑧尚药奉御⑨,卒。著《神应针经要诀》行于世。录其子宗道至内殿⑩崇班⑪。

【注解】 ① 许希:北宋名医,擅长针灸,有"许神针"之称。② 翰林医学:宋医官官阶名。③ 不豫:天子有病的讳称。④ 黄门:宦官,太监。⑤ 翰林医官:宋医官名,官阶高于翰林医学。⑥ 绯衣:古代朝官的红色品服。⑦ 银鱼：指银鱼符，五品以上官员佩带，用以表示品级身份。亦作发兵、出入宫门或城门之符信。⑧ 殿中省：古官署名，掌皇帝生活诸事，所属有尚食、尚药、尚衣、尚舍、尚乘、尚辇六局。⑨ 尚药奉御：古官职名，管理为帝王制作御药、诊断处方等工作。⑩ 内殿：皇帝召见大臣和处理国事之处。因在皇宫内进，故称。⑪ 崇班：宋武官官阶名。

【白话文】 许希，开封人。以行医为业，补征为翰林医学。景祐元年，宋仁宗患病，侍奉他的御医开了很多次药，都没有效果，人们心中忧虑惶恐。冀国大长公主推荐了许希，许希给仁宗诊察后说："用针刺心下包络之间，就可以马上痊愈。"旁边的人都认为不可以这样做，宦官们请求用自己的身体先试一试，试过之后，发现没有什么伤害。于是，许希为皇帝进行针灸，皇帝的病就好了。宋仁宗封许希为翰林医官，赏赐给他官袍、银鱼符以及金银器具和钱财。许希向皇帝拜谢完毕，又朝向西边叩拜，皇帝问他这样做的原因，他回答说："扁鹊，是我的老师。这次并不是我的功劳，完全是我的老师赐给我的恩惠，我怎么能忘记老师呢？"于是向皇帝请求用所赏赐的钱财修建扁鹊庙。皇帝允许他在城西一角修建扁鹊庙，并尊封扁鹊为灵应侯。后来，这个庙宇愈加完善，学医的人都来朝拜，朝廷因此把太医局设在扁鹊庙旁边。

许希死的时候官至殿中省尚药奉御。著有《神应针经要诀》流传于世。朝廷录用他的儿子许宗道供职内殿崇班。

和剂药局

【出处】 〔宋〕周密《癸辛杂识》。

【原文】 和剂惠民药局，当时制药有官监造，有官监门，又有官药。药成分之内外，凡七十局，出售则又各有监官。皆以选人经任者为之，谓之京局官，皆为异时朝士之储，悉属之太府寺。其药价比之时直损三之一，每岁糜户部缗钱数十万，朝廷举以偿之，祖宗初制，可谓仁矣。然弊出百端，往往为诸吏药生盗窃，至以樟脑易片脑，台附易川附，囊橐①为奸，朝廷莫之知，亦不能革也。凡一剂成，则又皆为朝士及有力者所得，所谓惠民者，元未尝分毫及民也。独暑药、腊药②分赐大臣及边帅者，虽隶御药，其实剂局为之。稍精致若至宝丹、紫雪膏之类，固非人间所可办也。若夫和剂局方，乃当时精集诸家名方，凡经几名医之手，至提领以从官内臣参校，可谓精矣。然其间差讹者亦自不少，且以牛黄清心丸一方言之，凡用药二十九味，其间药味寒热讹杂，殊不可晓。尝见一名医云："此方止是前八味至蒲黄而止，自干山药以后凡二十一味，乃补虚门中山芋丸，当时不知缘何误写在此方之后，因循不曾改正。"余因其说而考之，信然。凡此之类必多有之，信乎误注《本草》，非细故③也。

【注解】 ①囊橐：犹勾结。②腊药：腊冬所制药剂，多供滋补用。③细故：细小而不值得计较的事。

【白话文】 和剂惠民药局，当时制药有官监造，有官监门，又有官药。药成又分之内外，共七十局，出售则又各有监官。都是选拔有经验的人，称之为京局官，都是不同时期储备的朝廷之士，都隶属太府寺。这些药物价格比当时的市价便宜三分之一，每年花费户部数十万钱，朝廷来偿还，祖宗当初的制度可以说很仁慈了。但是也存在许多弊端，往往是那些官吏药生盗窃，甚至用樟脑换冰片脑，台附换川附，官吏狼狈为奸，互相勾结，朝廷不知道，也不能改变。凡制成一种药剂，就又都被朝廷官员和有能力的人所得到，所谓惠民，从未分毫惠及百姓。只有那些分赐给大臣及边帅的避暑药、滋补药，虽然隶属御药，其实是药剂局所制。稍微精致的如至宝丹、紫雪膏之类的，就不是平常人所能用到的。和剂局方，是精集当时各家名方，经过数位名医之手，由官内臣提领、参校，可以说精益求精啊。但其中差错也不少，以牛黄清心丸一方来说，用药二十九味，其中药味寒热错杂，不能通晓其中的道理。曾经看到一名医生说："这个方子只有前八味，到蒲黄为止，从干山药以后的二十一味，是补虚门中的山芋丸，当时不知道什么原因误写在此方的后面，因循守旧不曾改正。"我根据他的说法进行考证，确实是这样。像这类的应该还有很多，全相信就会错误地注解了《本草》，不是小事啊。

虎蛟愈痔

【出处】　〔先秦〕佚名《山海经》。

【原文】　南次三经之首，曰天虞之山，其下多水，不可以上。东五百里，曰祷过之山，其上多金、玉，其下多犀、兕①，多象。有鸟焉，其状如鹬②，而白首，三足，人面，其名曰瞿如，其鸣自号也。泿水出焉，而南流注于海。其中有虎蛟，其状鱼身而蛇尾，其音如鸳鸯，食者不肿，可以已③痔。

【注解】　① 兕：上古瑞兽，状如牛，苍黑，板角。逢天下将盛，而现世出。② 鹬：一种水鸟，即"赤头鹭"。嘴长，脚高，体长约五十厘米，入夏，雄的头、颈及羽冠呈栗红色，分布于中国南方及印度等地。③ 已：停止、治愈。

【白话文】　南方第三列山系的头一座山，是天虞山，山下到处是水，没办法爬上去。从天虞山往东五百里，是祷过山，山上盛产金属矿物和玉石，山下多犀、兕，还有很多大象。山中有一种鸟，形状像鹩却是白色的脑袋，长着三只脚，人一样的脸，名称是瞿如，是根据它的叫声得名的。浪水从这座山发源，然后向南流入大海。水中有一种虎蛟，形状像普通鱼的身子却拖着一条蛇的尾巴，叫声像鸳鸯，吃了它的肉就能使人不生痈肿疾病，还可以治愈痔疮。

化身息肉

【出处】 〔宋〕李昉《太平广记》。

【原文】 永贞年，东市百姓王布，知书，藏钱千万，商旅多宾之。有女年十四五，艳丽聪悟。鼻两孔各垂息肉，如皂夹子，其根细如麻绳①，长寸许，触之痛入心髓。其父破钱数百万治之，不差。忽一日，有梵僧乞食，因问布："知君女有异疾，可一见，吾能止之。"布被问大喜。即见其女，僧乃取药色正白，吹其鼻中。少顷摘去之，出少黄水，都无所苦。布赏之百金，梵僧曰："吾修道之人，不受厚施，唯乞此塞肉。"遂珍重而去，势疾如飞。布亦意其贤圣也。计僧去五六坊，复有一少年，美如冠玉，骑白马，遂扣其门曰："适有胡僧到无？"布遽延入，具述胡僧事。其人吁嗟不悦曰："马小蹶②足，竟后③此僧。"布惊异，诘其故。曰："上帝失乐神二人，近知藏于君女鼻中。我天人也，奉命来取，不意此僧先取之，当获谴④矣。"布方作礼，举手而失。

【注解】 ①绳：同"线"。②蹶：骡、马等用后腿向后踢。③后：落后。④谴：责罚。

【白话文】 唐顺宗永贞年间，长安东街有一位叫王布的普通百姓，知书达礼，家财千万，巨商大贾都敬他为上宾。王布有一个女儿，十四五岁，艳丽聪敏。她两鼻孔各垂一条息肉，像皂荚子，根细如麻线，长一寸多，碰一下，钻心般疼痛。她的父亲花掉几百万钱为她治疗，一直没治好。忽然有一天，一位印度僧人来讨饭，问王布，说："我知道你女儿有怪异的病，让我看一下，我能治。"王布听僧人说后很高兴，立刻让他见女儿。印度僧人取纯白色药末，吹到他女儿的鼻孔中去。过一会儿，摘去息肉，出了一点黄水，毫无痛苦。王布赏给僧人一百两黄金，印度僧人说："我是修道的人，不接受厚礼，只要这息肉。"于是很珍重地收起息肉离去，疾走如飞。王布认为他一定是位圣贤。估计印度僧人走出去有五六条街坊，又有一位骑白马，面如美玉的少年，叩王布家的门，问："方才有没有一个胡僧来过？"王布忙把少年请进屋内，详细讲述了印度僧人为他女儿摘除鼻中息肉的事情。少年听后叹了口气，不高兴地说："我的马小跑得慢，竟然落在这个僧人的后面。"王布很惊异，问是怎么回事。少年说："天帝走失乐神二人，最近得知那二人藏在你女儿鼻中。我是天上的人，奉命来取，不料让这僧人先取走了，我该受到责罚了。"王布刚要施礼，举手之间，少年不见了。

还俗道医

【出处】〔元〕脱脱等《宋史·列传第二百二十》。

【原文】 王怀隐①，宋州②睢阳人。初为道士，住京城建隆观，善医诊。太宗尹③京，怀隐以汤剂祗事④。太平兴国初，诏归俗，命为尚药奉御⑤，三迁至翰林医官使。三年，吴越⑥遣子惟濬入朝，惟濬被疾，诏怀隐视之。

初，太宗在藩邸⑦，暇日多留意医术，藏名方千余首，皆尝有验者。至是，诏翰林医官院各具家传经验方以献，又万余首，命怀隐与副使王祐、郑奇、医官陈昭遇参对编类。每部以隋太医令巢元方《病源候论》冠其首，而方药次之，成一百卷。太宗御制序，赐名曰《太平圣惠方》，仍令镂板⑧颁行天下，诸州各置医博士掌之。怀隐后数年卒。

【注解】 ① 王怀隐：北宋医学家，主修《太平圣惠方》100卷，广集汉唐以来各家方书及民间经验，按脏腑病证分类，共1 670门，录方16 834首，是宋代的医方巨著。② 宋州：隋代、唐代、宋代设置的州，治所在睢阳县（今河南省商丘市）。③ 尹：治理。④ 祗事：恭敬侍奉，敬业尽职。⑤ 尚药奉御：古官职名，管理为帝王制作御药、诊断处方等工作。⑥ 吴越：即吴越王钱镠，五代十国时期吴越国的创建者。⑦ 藩邸：藩王的宅第。⑧ 镂板：雕版印刷。

【白话文】 王怀隐，宋州睢阳人。早年是一个道士，住在宋都城的建隆观，擅长医治疾病。宋太宗为开封府尹时，王怀隐在太宗身边做医官恭敬地侍奉。太平兴国初年，太宗下诏命令王怀隐还俗，并任命他为尚药奉御，经过三次升迁后官至翰林医官使。太平兴国三年，吴越王派遣自己的儿子惟濬来拜见天子，惟濬患病，皇上下诏让王怀隐为他诊治。

当初，宋太宗做藩王时，空闲时常常留意医术，收藏了一千多首名方，它们的疗效曾经都得到过验证。到了这个时候（太平兴国三年），他下诏令翰林医官院的医官各自整理家传经验方献给朝廷，又收集了一万多首方剂，皇帝命令王怀隐与副使王祐、郑奇、医官陈昭遇对这些方剂进行参阅校对、分类编修。每部都冠以隋代太医令巢元方的《诸病源候论》的有关理论，然后接着介绍方药，共编成了一百卷。宋太宗亲自为书作序，赐书名《太平圣惠方》，然后下令印刷颁行到全国，各个州设医博士掌管它。王怀隐几年后去世。

回魂之树

【出处】 〔西汉〕东方朔《海内十洲记》。

【原文】 聚窟洲……山多大树，与枫木相类，而花叶香闻数百里，名为反魂树。扣①其树亦能自作声，声如群牛吼，闻之者皆心震神骇。伐其木根心，于玉釜②中煮取汁，更微火煎如黑饧③状，令可丸之，名曰惊精香，或名之为震灵丸，或名之为反生香，或名之为震檀香，或名之为人鸟精，或名之为却死香。一种六名。斯灵物也，香气闻数百里，死者在地，闻香气乃却活，不复亡也。以香熏死人，更加神验。

【注解】 ① 扣：敲击。② 玉釜：道家对炊釜的称呼。③ 饧：用麦芽或谷芽熬成的饴糖。

【白话文】 聚窟洲……山中多长大树，与枫木类似，它的花叶香味方圆几百里都能闻到，名叫反魂树。敲击树干还能发出声响，声音如同牛群吼叫，听到的人无不心神震动感到惊惧。砍下它的根部中心，在炊釜中煮取汁液，再小火熬到如黑色饴糖软黏的状态，做成丸药，称作惊精香、震灵丸、反生香、震檀香、人鸟精、却死香。同一品种六种名称。这是灵丹妙药啊，香气传遍方圆数百里，死人闻到了能复活，不再死去。用香直接熏死人，效果更加灵验。

泂溪老人

【出处】 〔民国〕赵尔巽《清史稿·艺术一》。

【原文】 徐大椿①，原名大业，字灵胎，晚号洄溪，江苏吴江人，翰林检讨②釚孙。生有异禀，长身广颡③，聪强过人。为诸生④，勿屑，去而穷经，探研易理，好读黄老⑤与阴符家言。凡星经、地志、九宫、音律、技击、句卒⑥、嬴越⑦之法，靡不通究，尤邃⑧于医，世多传其异迹。然大椿自编医案，惟剖析虚实寒温，发明治疗之法，归于平实，于神异者仅载一二。乾隆二十四年，大学士蒋溥病，高宗命徵海内名医，以荐召入都。大椿奏溥病不可治，上嘉其朴诚，命入太医院供奉，寻乞归。后二十年复诏徵，年已七十九，遂卒于京师，赐金治丧。大椿学博而通，注《神农本草经》百种，采撷常用之品，备列经文，推阐主治之义，于诸家中最有启发之功。

其论医之书曰《医学源流论》，分目九十有三。谓："病之名有万，而脉之象不过数十，是必以望、闻、问三者参之。如病同人异之辨，兼证兼病之别，亡阴亡阳之分。病有不愈不死，有虽愈必死，又有药误不即死。药性有古今变迁，《内经》司天⑨运气之说不可泥，针灸之法失传。"诸说并可取。又《慎疾刍言》，为溺于邪说俗见者痛下针砭，多惊心动魄之语。《医贯砭》，专斥赵献可温补之弊。诸书并行世。大椿与叶桂同以医名吴中，而宗旨异。评桂医案，多所纠正。兼精疡科⑩，而未著专书，谓世传《外科正宗》一书，轻用刀针及毒药，往往害人，详为批评，世并奉为善本⑪。

【注解】 ① 徐大椿：生卒年1693—1771，清代医学家，自幼习儒，聪明过人。年近三十，因家人多病而致力医学，攻研历代名医之书，平生著述颇丰，皆其所评论阐发，如《医学源流论》《医贯砭》《兰台轨范》《慎疾刍言》等，均能一扫成见，别树一帜，实中医史上千百年独见之医学评论大家。② 检讨：官名，掌修国史。③ 颡：额头，脑门子。④ 诸生：明清两代称已入学的生员。⑤ 黄老：黄帝和老子的合称，道家尊其为始祖，也用以指代道家。⑥ 句卒：即勾卒，军阵名。⑦ 嬴越：用兵法。⑧ 邃：深远。⑨ 司天：运气学说术语。司，主持、掌管；

天，气候、天象。⑩ 疡科：指中医外科。⑪ 善本：指具有文献价值或文物价值的古代刻本和写本（包括手稿、旧拓碑帖等）。

【白话文】 徐大椿，原名徐大业，字灵胎，晚年自号洄溪老人，江苏吴江人，为翰林院检讨徐釚的孙子。天赋异禀，身长额宽，聪明过人。最初以生员身份在太学读书，后由于不屑于八股文，就放弃学文而开始研究经学，探究研习周易，喜欢阅读黄帝、老子和阴阳家之作。只要是星经、地志、九宫、音律、技击、句卒、嬴越之法，没有不精通的，尤其精通医学，民间多流传他的神奇故事。但徐大椿自己编写医案，只是剖析病证的虚实寒温，发明治疗的方法，并讲求方法的平常和实用，对所谓的神奇方法仅记录了少数几个。乾隆二十四年，大学士蒋溥得病，清高宗下旨征召全国名医，徐大椿被推荐入京师。徐大椿告诉皇帝说蒋溥的病治不好，皇帝觉得他直言质朴，便命他去太医院就职，他却寻找机会请求辞职还乡。过了二十年他又被征召入宫，当时他已经七十九岁了，最终死于京师，皇上赐金办丧。徐大椿学识广博而且精通，对《神农本草经》中的一百种药物进行注释评论，著《神农本草经百种录》，选取常用药物，列入文章中，推崇并阐述了药物的主治功效，在众多医家中他的理论最有启发作用。

徐大椿阐述医学的书籍叫作《医学源流论》，总共有九十三篇。书中说："疾病有上万种，而脉象不过几十种，所以脉诊必须与望、闻、问三诊共同参考。比如两个不同的人得了相同的病，但其辨证是不一样的，他们的兼证兼病，亡阴亡阳是有区别的。有的疾病不会痊愈也不会导致死亡，也有的就算暂时好了以后还是会死，又有虽然用错了药但还不至于即刻让人死亡的。药性从古到今经历这么长久的时间会发生变化，我们不可拘泥《内经》之中的运气学说，而针灸的方法却已经失传。"这些说法都有值得借鉴之处。徐大椿还写了《慎疾刍言》一书，痛斥和告诫那些沉溺于邪说俗见的人，语气和用词较为激烈。《医贯砭》一书,主要是批驳赵献可不管病人体质一味温补的弊端。这些书一同流传于世。徐大椿和叶桂同样以医术名噪吴中,但他们所尊崇的理论不同。他评论叶桂的医案,指出许多需要纠正之处。并且徐大椿精通疡科,但没有写书论述,他说当时流传的《外科正宗》一书,轻视刀针和有毒性药物的运用,往往对病人造成伤害,因此对《外科正宗》进行详细的评论,后世将他的评论与《外科正宗》一并奉为善本。

活鹿之草

【出处】 〔南朝宋〕刘敬叔《异苑》。

【原文】 活鹿草:宋元嘉中青州刘懵射一鹿,剖五藏①以此草塞之,蹶然②而起。懵怪③而拔草便倒,如此三度。懵因④密录,此草种之,治折伤愈多人,因以名之活鹿草。

【注解】 ① 五藏:五脏。② 蹶然:疾起貌。③ 怪:惊异。④ 因:于是。

【白话文】 活鹿草:宋元嘉年间青州刘懵射到一头鹿,他剖去鹿的五脏,把这种药草塞进去,那鹿就突然站起来了。刘懵拿掉药草,鹿又倒下,这样反复了三次。刘懵于是秘密记录下这件事,栽种这种草,治好很多骨折伤痛的疾病,因而称这种药草为活鹿草。

饥饿疗法

【出处】 〔明〕徐春甫《古今医统大全》。

【原文】 有患痨瘵①二年，一日无肉味，腹痛不可忍。及危，其家恐传染，置之空室，待其自终。三日无得肉食，将鸡子②自煎食。及熟，忽打喷嚏，有红线二条，长尺许，自鼻出入铫③。遂以碗覆，煎之，视之，即痨虫也。遂愈。

【注解】 ①痨瘵：由于痨虫侵袭肺叶而引起的一种具有传染性的慢性虚弱疾患，或称肺痨。②鸡子：一作鸡蛋，一作雏鸡。③铫：煮开水、熬东西用的器具。

【白话文】 有人患有肺痨两年，一日没有吃到肉味，就腹痛不可忍。病情到了非常危重的地步，家人担心传染，把他放在空房间内，等他自己死去。三日没有肉食，他自己将小鸡煎着吃。等到烧熟的时候，忽然打了个喷嚏，打出红线两条，长约一尺，从鼻子里出来又爬进铫里。于是用碗盖住，煎煮后一看，是痨虫。于是病痊愈了。

吉财解蛊

【出处】 〔宋〕李昉《太平广记》。

【原文】 新州郡境有药，土人呼为吉财。解诸毒及蛊，神用无比。昔有人尝至雷州，途中遇毒，面貌颇异，自谓①即毙。以吉财数寸饮之，一吐而愈。俗云，昔人有遇毒，其奴吉财得是药，因以奴名名之。实草根也，类芍药。遇毒者，夜中潜取二三寸，或剉或磨，少加甘草，诘旦②煎饮之，得吐即愈。俗传将服是药，不欲显言，故云潜取，而不详其故。或云，昔有里媪③病蛊，其子为小胥，邑宰④命以吉财饮之，暮乃具药。及旦，其母谓曰："吾梦人告我，若饮是且死，亟⑤去之。"即仆于地。其子又告县尹，县尹固令饮之，果愈。岂中蛊者亦有神，若二竖哉！

【注解】 ① 自谓：自以为。② 诘旦：平明，清晨。③ 里媪：乡下的老妇人。④ 邑宰：县邑之长，即县令。⑤ 亟：急切。

【白话文】 新州郡境内有一种药，当地人叫它"吉财"。这种药解各种毒和蛊，神效无与伦比。过去曾经有一个人到雷州去，半路上中了毒，脸肿得变了模样，自认为马上就要死了。但是只用几寸的吉财做药服下，吐过之后就痊愈了。当地人说，过去有一个人中了毒，他的家奴弄到这种药，家奴名叫吉财，因此就用奴名做了药名。其实就是一种草根，类似芍药。中毒的人，夜里潜取吉财二三寸，搓磨弄碎，稍微加一些甘草在里面，次日早晨煎服，得吐就好。一般人传说，要服这种药，不能公开说出来，所以叫作"潜取"，但是不知道是因为什么。有人说，过去有一个乡下老太太患上了蛊病，她的儿子是个小官。县令得知小官的母亲得的是蛊病，就让他用吉财为母亲治病，天黑才取到药。等到第二天早晨，小官的母亲说："我梦见有人告诉我，要是吃这药就会死，赶快扔掉它！"说完她就倒在地上。她儿子又去告诉了县令，县令坚决让他给母亲吃下，果然就好了。难道中蛊毒者也有蛊神，就像潜入"膏""肓"之间的"两个坏小子"啊！

济世药王

【出处】 〔北宋〕欧阳修等《新唐书·孙思邈传》。

【原文】 孙思邈①，京兆②华原③人。通百家说，善言老子、庄周。周洛州总管独孤信见其少，异之，曰："圣童也，顾器④大难为用尔！"及长，居太白山。隋文帝辅政，以国子⑤博士⑥召，不拜。密语人曰："后五十年有圣人出，吾且助之。"太宗初，召诣京师，年已老，而听视聪

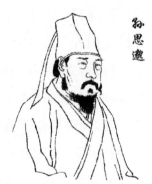

了。帝叹曰："有道者！"欲官之，不受。显庆中，复召见，拜谏议大夫，固辞。上元元年，称疾还山，高宗赐良马，假鄱阳公主邑司以居之。

初，魏征等修齐、梁、陈、周、隋等五家史，屡咨所遗，其传最详。永淳初卒，年百余岁。遗令薄葬，不藏明器⑦，祭去牲牢⑧。

【注解】 ① 孙思邈：生卒年581—682，北周、隋代与唐代医药学家，被后人誉为"药王"，一生致力于药物研究。曾上峨眉山、终南山，下江州，隐居太白山等地，边行医，边采集中药，边临床试验，是继张仲景之后第一个全面系统研究中医药的先驱者，为祖国的中医发展建立了不可磨灭的贡献。著书80多种，其中以《千金要方》《千金翼方》影响最大，两部巨著60卷，药方论6 500首。《千金要方》和《千金翼方》合称为《千金方》，是唐代以前医药学成就的系统总结，被誉为我国最早的一部临床医学百科全书，对后世医学的发展影响深远。② 京兆：古地名，所辖范围相当于今陕西西安及其附近地区。③ 华原：古地名，在今陕西铜川市耀州区。④ 器：才干。⑤ 国子：即国子学，是中国封建时代的教育管理机关和最高学府。⑥ 博士：古代官名，专掌经学传授的学官。⑦ 明器：也作"冥器"，专门为陪葬而制的器物。⑧ 牲牢：牲畜。

【白话文】 孙思邈，京兆华原人。少年时期就通晓百家之说，能侃侃而谈老子、庄子的学说。北周洛州总管独孤信见他年纪这样小却有如此学问，觉得他很不一般，说："这是神童啊，恐怕才华太出众很难被人任用啊！"长大以后，孙思邈隐居在太白山。隋文帝杨坚辅佐北周主持朝政时，请他出任国子学博士，他没有接受。他私下告诉别人说："五十年以后有圣人出现，我将会辅助他。"唐太宗即位之初，召孙思邈到长安，当时他年事已高，可是听觉灵敏视力清晰。唐太宗赞叹说："真是一个有德才的人啊！"要让他做官，他没有接受。唐显庆年间，高宗又召见孙思邈，要任命他为谏议大夫，他也坚决不做。上元元年，孙思邈自称有病要回太白山，高宗赐给他好马，并把已故鄱阳公主的宅第赐给他居住。

魏征等人刚开始编修齐、梁、陈、北周、隋等五朝史书时，多次向孙思邈咨询遗漏的史料，他讲述得最为详细。永淳初年，孙思邈去世，享年一百多岁。留下遗嘱说丧事从简，不用陪葬品，祭祀不用牲畜。

贾耽识疾

【出处】〔宋〕李昉《太平广记》。

【原文】 贾耽相公镇滑台①日，有部民家富于财，而父偶得疾，身体渐瘦，糜粥不通，日饮鲜血半升而已。其家忧惧，乃多出金帛募善医者，自两京及山东诸道医人，无不至者，虽接待丰厚，率皆以无效而旋②。后有人自剑南③来，诊候④旬日，亦不识其状，乃谓其子曰："某之医，家传三世矣，凡见人之疾，则必究其源。今观叟则惘然无知，岂某之艺未至，而叟天降之灾乎？然某闻府帅博学多能，盖异人也。至于卜筮医药，罔不精妙，子能捐五十千乎？"其子曰："何用？"曰："将以遗⑤御⑥吏，候公之出，以车载叟于马前，使见之，傥有言，则某得施其力矣。"子如其言，公果出行香⑦，见之注视。将有言，为监军使白⑧事，不觉马首已过。医人遂辞去。其父后语子曰："吾之疾是必死之征⑨，今颇烦躁，若厌人语，尔可载吾城外有山水处，置之，三日一来省⑩吾。如死则葬之于彼。"其子不获已，载去。得一盘石近池，置之，悲泣而归。其父忽见一黄犬来池中，出没数四⑪，状如沐浴。既去，其水即香，叟渴欲饮，而气喘力微，乃肘行而前，既饮，则觉四体稍轻。饮之不已，既能坐。子惊喜，乃复载归家。则能饮食，不旬日而愈。他日，贾帅复出，至前所置车处，问曰："前度病人在否？"吏报今已平得。公曰："人病固有不可识者。此人是虱症，世间无药可疗，须得千年木梳烧灰服之，不然，即饮黄龙浴水，此外无可治也，不知何因而愈。"遣吏问之，叟具以对。公曰："此人天与其疾，而自致其药，命矣夫。"时人闻之，咸服公之博识，则医工所谓异人者信矣。

【注解】 ① 滑台：古地名，即今之河南省滑县。② 旋：回，归。③ 剑南：唐太宗贞观元年，废除州、郡制，改益州为剑南道，治所位于成都府，因位于剑门关以南，故名。④ 候：观察。⑤ 遗：送交。⑥ 御：驾驶马车。⑦ 行香：旧时，每年正月初一清早，官员到庙宇敬香礼佛的习俗。⑧ 白：陈述。⑨ 征：迹象。⑩ 省：看望父母。⑪ 数四：形容次数多。

【白话文】 贾耽相公镇守滑台的时候，有个人家里有很多财富，他的父亲偶然得了病，身体逐渐消瘦，粥汤都吃不下，每天只靠喝半升鲜血维持生命而已。家里人忧虑害怕，便出重金招良医治病，从两京城到山东各道的医生，没有不来的，尽管给予医生很丰厚的待遇，却都因诊治无效而告退。后来有个从剑南来的人，诊断观察了十来天，也不能识别是什么病，便对病人的儿子说："我的医术，已经家传三代，凡是给人看病，必定追究清楚患病的根源。这次观察老翁的病却什么也看不明白，难道是我的医术不到家，而老翁是天降灾祸呢？我听说本府统帅博学多能，大概是个异人！至于卜卦相命、行医问药等学问，没有不精通的，你能捐五十千钱吗？"病人的儿子说："干什么用呢？"这位医生说："用来送给贾耽相公的驾马小官，等到贾耽相公出门时，你用车子载着老人到他马前，使他能看见。如果他能对老人的病说点什么，我就可以施展我的能力了。"病人的儿子照他的话办了,贾耽相公果然出门烧香祭庙,看到老人时注视着,刚要说什么,恰好监军使报告事情,不知不觉间马就走过去了。这位医生也只好告辞而去。老人后来对儿子说:"我的病是死症,现在心里很烦躁,好像厌烦听人说话,你可把我载到城外有山有水的地方,把我安置在那里,三天去看我一次。如果我死了,就安葬在那个地方。"他儿子不得已,只好把他载了去。找到一块靠近水池的大石头,就把老父亲安置下来,悲痛哭泣着回了家。老翁忽然看见一只黄毛狗来到水池中,几出几没,好像在洗澡的样子。黄毛狗走了之后,池水就有了香味,老翁口渴想去喝水,但因气力弱站不起来,只好用两肘支地爬行到池边,喝了水之后便觉得四肢渐渐轻松起来。于是坚持饮用,就能够坐起来了。老人的儿子惊喜不已,于是又把他载回家中。回家之后老人就能正常饮食了,不到十天便已痊愈。过了几天,贾耽统帅又出来了,走到原先放车子的地方便问道:"上次在这里看到的那个病人还在不在?"身边的人告诉他那个人现在已经康复了。贾耽相公说:"人的疾病确实有不可识别的。这个人患的是虱症,世上没有药能治,必须用千年的木梳烧成灰服下去,不然,就得饮用黄龙洗澡的水,此外无法可治,不知他是怎么治愈的。"派人去询问,老人便将详细情形告诉了他。贾相公说道:"这个人是天降疾病给他,而他自己又碰到了那种药,这就是命运呀!"当时的人听了,都佩服贾耽相公的学识广博,原先那位医生说他是异人,真是名副其实呀!

奸鬼祸人

【出处】 〔宋〕洪迈《容斋随笔(三笔)》。

【原文】　晋景公疾病，求医于秦，秦伯使医缓为之。未至，公梦疾为二竖子，曰："彼良医也，惧伤我，焉逃之？"其一曰："居肓之上，膏之下，若我何？"医至，曰："疾不可为也。"隋文帝以子秦孝王①俊有疾，驰召名医许智藏，俊梦亡妃崔氏泣曰："本来相迎，如闻许智藏将至，其人当必相苦，奈何！"明夜复梦，曰："吾得计矣，当入灵府②中以避之。"及智藏至，诊俊脉，曰："疾已入心，不可救也。"二奸鬼之害人，如出一辙。近世许叔微家一妇人，梦二苍头③，前者云："到也未？"后者应云："到也。"以手中物击一下，遂魇④。觉后心痛不可忍，叔微以神精丹饵之，痛止而愈。此事亦与上二者相似。

【注解】　① 秦孝王：杨俊（571—600），隋文帝第三子。② 灵府：灵府者，精神之宅，所谓心也。③ 苍头：奴仆。④ 魇：异常的、不平常的。

【白话文】　春秋时晋景公得了重病，向秦国求医，秦桓公便派一位叫作缓的医生为其治病。医生未到之前，晋景公梦见疾病变成了两个小孩，一个说："那个叫缓的医生，医术很高明，我怕他会伤害我们，要往哪里逃呢？"另一个说："我们呆在肓之上，膏之下，他能把我们怎么样呢？"医生到了，诊察之后，说："这病救不了了。"隋文帝因为儿子秦孝王杨俊有疾病，急速招名医许智藏诊治，杨俊梦到亡妃崔氏哭着说："本来是迎接你的，但是听到许智藏到了，肯定会苦苦相逼，该怎么办？"第二天，又梦见崔氏说："我想到办法了，可以躲到心里来躲避医生。"等到许智藏到了诊脉，说："病已入心，没救了。"这两种奸鬼害人如出一辙啊。近代许叔微家的一妇人，梦到了两个奴仆，前边一个说："到了没？"后边的说："到了。"随即以手中拿的东西向这个女人心窝刺了一下，妇人立刻觉得很不舒服。醒来后她就觉得心痛无法忍受，许叔微给她服用神精丹，疼痛才得以止住。这件事也和上面的两件事相似。

建药王庙

【出处】 〔清〕姜廷铭《保德州志》①（乾隆本道光补刻本）。

【原文】 明万历八年，大疫流行，舁②柩出城者，踵③相接。三十九年、四十年，疫厉甚行，大人小儿多患疹，俗号"谷"。知州胡枏设局延医，施人参败毒散，及二圣救苦丹，全活者甚众。建药王庙礼祀之……药王庙，在见龙书院之前，明万历间，知州胡枏以④人不知医药建。

【注解】 ①《保德州志》：是始修于明永乐十九年（1421年）到正统五年（1430年）间的县志记载，由于历史、战火等原因原版早已失传，明朝后世自康熙年间曾修订多次，为了抢救历史资料，备观省而垂鉴戒，最后由中共保德县委结合乾隆年间版本以及民国初年版本进行参照修订，为目前保存的最新版本。② 舁：抬。③ 踵：脚跟。④ 以：因为。

【白话文】 明朝万历八年，瘟疫肆虐，抬着棺材出城的人非常多。万历三十九年、四十年，瘟疫流行非常广，得这种病的大人、小孩多生疹子，俗称"谷"。知州的胡枏开设相关机构请医生治病，用"人参败毒散"和"二圣救苦丹"治疗，痊愈并活下来的人很多。于是造药王庙以礼祭祀……药王庙，在见龙书院的前面，是明朝万历年间，知州的胡枏因为人们不懂医药知识而建。

江淮吏医

【出处】 〔民国〕赵尔巽《清史稿·艺术一》。

【原文】 周学海①，字澂之，安徽建德②人，总督馥子。光绪十八年进士，授内阁中书，官至浙江候补道。潜心医学，论脉尤详，著《脉义简摩》《脉简补义》《诊家直诀》《辨脉平脉章句》。引申旧说，参以实验，多心得之言。博览群籍，实事求是，不取依讬附会。慕宋人之善悟，故于史堪③、张元素、刘完素、滑寿④及近世叶桂诸家书，皆有评注。自言于清一代名医，服膺⑤张璐、叶桂两家。证治每取璐说，盖其学颇与相近。宦游江淮间，时为人疗治，常病不异人，遇疑难，辄有奇效。

【注解】 ①周学海：清代官吏、医学家，在伤寒学研究和脉诊、望诊方面颇有成就。②建德：古地名，在今安徽东至县。③史堪：宋代医家。④滑寿：元代医家。⑤服膺：牢牢记在心里，衷心信服。

【白话文】 周学海，字澂之，安徽建德人，是当时两广总督周馥的长子。光绪十八年考上进士，被授予内阁中书，官至浙江候补道。潜心研究医学，对脉学的论述尤其详尽，著有《脉义简摩》《脉简补义》《诊家直诀》《辨脉平脉章句》。书中引用前人理论，结合自己的临证经验，多数是他自己的心得体会。周学海博览群书，实事求是，不盲目遵从或附和前人的理论。他仰慕宋代人的领悟能力，因此对史堪、张元素、刘完素、滑寿、叶桂等医家的著作都一一进行评注。他说自己对清代名医只信服张璐、叶桂两家。因此，周学海在给人看病时，常常参考张璐的理论，可能是因为两人的学术观点相似吧。他在江淮地区做官的时候，经常像普通医生一样给人治病疗疾，故对疑难病证的治疗也颇为得心应手。

江左下工

【出处】 〔民国〕赵尔巽《清史稿·艺术一》。

【原文】 陆懋修①,字九芝,江苏元和②人。先世以儒显,皆通医。懋修为诸生③,世其学。咸丰中,粤匪④扰江南,转徙上海,遂以医名。研精《素问》,著《内经运气病释》。后益博通汉以后书,恪守仲景家法,于有清一代医家,悉举其得失。所取法在柯琴、尤怡两家,谓得仲景意较多。吴中叶桂名最盛,传最广,懋修谓桂医案出门弟子,不尽可信。所传《温病证治》,亦门人笔述。开卷揭"温邪⑤上受、首先犯肺、逆传心包"一语,不应经法,误以胃热为肺热,由于不识阳明病⑥,故著《阳明病释》一篇,以阐明之。又据《难经》⑦"伤寒有五⑧"之文,谓:"仲景撰用《难经》,温病⑨即在伤寒中,治温病法不出《伤寒论》外。"又谓:"瘟疫有温、有寒,与温病不同,医者多混称。吴有性、戴天章为治疫专家,且不免此误。"著论辨之,并精确,有功学者。

【注解】 ①陆懋修:清代医家,又字勉斋,号江左下工、林屋山人。②元和:古地名,今江苏苏州。③诸生:古代经考试录取而进入中央、府、州、县各级学校,包括太学学习的生员。④粤匪:清代统治阶级对太平天国军队的蔑称。⑤温邪:中医病因学名词,系各种温热病致病邪气的通称,包括温病中的春温、风温、暑温、伏温、湿温、秋燥、冬温、温疫、温毒和温疟等病的病因。⑥阳明病:中医病证名,是外感伤寒病变发展过程中,阳热亢盛,胃肠燥热所表现的证候,其性质属实热证,为邪正斗争的极期阶段。⑦《难经》:原名《黄帝八十一难经》,古代汉族医学著作之一,传说为战国时期秦越人(扁鹊)所作。该书以问答解释疑难的形式编撰而成,共讨论了81个问题,故又称《八十一难》。⑧伤寒有五:出自《难经·五十八难》,指广义的伤寒有五种,即中风、伤寒、湿温、热病、温病。⑨温病:中医病证名,系感受温邪所引起的一类外感急性热病的总称,又称温热病,属广义伤寒范畴。以发热、热象偏盛(舌象、脉象、便溺等热的征象)、易化燥伤阴为临床主要表现。

【白话文】 陆懋修，字九芝，江苏元和人。他的家族以儒学而有名，祖辈也都通晓医术。陆懋修经过考试成为生员，承袭儒学。清咸丰年间，因太平军打到江南一带，陆懋修迁往上海，随后以医术而出名。他深入研究《素问》，写了《内经运气病释》一书。后来更加深入阅读汉代以后的医书，恪守张仲景的医学理论和方法，对于清代的一些医家，一一分析列举他们的优缺点。他主要学习柯琴和尤怡两家的学说，认为他俩对张仲景的学术理论承袭最多。当时吴中地区的叶桂名声最响，流传最广，陆懋修却说叶桂的很多医案都是出自他徒弟之手，不可全信。民间所流传的叶桂的《温病证治》，也是他的徒弟记述的。书中开篇所说的"温邪上受、首先犯肺、逆传心包"，与医家经典学说不相符，书中误将胃热当作肺热，是由于不知道阳明病的原因，所以陆懋修便写了一篇《伤寒论阳明病释》，予以阐明。陆懋修又根据《难经》"伤寒有五"的说法，说："仲景写书时参考了《难经》，温病其实已经包括在伤寒之中，治疗温病的方法也在《伤寒论》里面。"又说："瘟疫有偏于温，也有偏于寒的，与温病不同，医者往往将两者混为一谈。吴有性、戴天章是治疗瘟疫的专家，他们也难免发生这种错误。"他便著书对此进行区别论述，而且说得详尽准确，对后世学医的人大有帮助。

鸱鸟已风

【出处】 〔先秦〕佚名《山海经》。

【原文】 又北二百里，曰蔓联之山^①，其上无草木。有兽焉，其状如禺^②而有鬣^③，牛尾、文臂、马蹄，见人则呼，名曰足訾，其鸣自呼。有鸟焉,群居而朋飞,其毛如雌雉,名曰鹨,其鸣自呼,食之已风④。

【注解】 ① 蔓联之山:位于单狐之山北面两千八百七十里。② 禺:母猴属,头似鬼,似猕猴而大,赤目长尾,亦曰沐猴——《说文》)。③ 鬣:毛。④ 风:风痹,中医学指因风寒湿邪侵袭而引起的肢节疼痛或麻木的病证。

【白话文】 边春之山再往北二百里,是蔓联山,山上没有花草树木。山中有一种野兽,形状像禺却长着鬣毛,还有像牛尾的尾巴、长满花纹的双臂、像马蹄的蹄子,一看见人就呼叫,名叫足訾,它的名字就是根据它的叫声得来。山中又有一种鸟,喜欢成群栖息,结队飞行,毛与雌野鸡相似,名称是鹨。它的名字也是根据它叫声得来,人吃了它的肉就能治好风痹症。

金鉴溯源

【出处】 〔民国〕赵尔巽《清史稿》。

【原文】 圣祖天纵神明,多能艺事,贯通中西历算之学,一时鸿硕①,蔚成专家,国史跻之儒林之列。测绘地图,铸造枪炮,始仿西法。凡有一技之能者,往往召直蒙养斋②。其文学侍从之臣,每以书画供奉内廷。又设如意馆,制仿前代画院,兼及百工之事。故其时供御器物,雕、组、陶埴靡不精美,传播寰瀛③,称为极盛。沿及高宗之世,风不替焉。钦定《医宗金鉴》,荟萃古今学说,宗旨纯正。

【注解】 ① 鸿硕:学识渊博。② 蒙养斋:康熙倡导现代科学并为此建立的当时的科研机构。③ 寰瀛:天下。

【白话文】 清圣祖康熙聪明智慧,多才多艺,学贯中西历法算术，知识渊博，满腹经纶。并且他开创效仿西方测量绘制地图，铸造枪炮等。凡是有一技之才的人，都被召往蒙养斋。而他身边的文学侍从基本都是书画能人，经常以书画供奉给内廷。又建立如意馆，馆设效仿前代的画院，还包括其他很多技艺的情况。所以当时上供御用的器物，雕刻、陶瓷等都精美至极，广为流传，盛极一时。此风气一直延续到清高宗乾隆之时没有被替代过。他钦定太医吴谦负责编修《医宗金鉴》一书，集合了古代与当时的主要医学学说，主旨明确。

禁术授受

【出处】〔先秦〕佚名《黄帝内经素问·禁服》。

【原文】 黄帝曰："善乎哉问也。此先师之所禁①，坐私传②之也，割臂歃血之盟也，子若欲得之，何不斋乎？"雷公再拜而起曰："请闻命于是也。"乃斋宿三日而请曰："敢问今日正阳，细子③愿以受盟。"黄帝乃与俱入斋室，割臂歃血，黄帝亲祝曰："今日正阳，歃血传方，有敢背此言者，反受其殃。"雷公再拜曰："细子受之。"黄帝乃左握其手，右授之书曰："慎之慎之，吾为子言之，凡刺之理，经脉为始，营其所行，知其度量，内刺五脏，外刺六腑，审察卫气，为百病母，调其虚实，虚实乃止，泻其血络，血尽不殆④矣。"

【注解】 ① 禁：秘密，隐秘。② 坐私传：由私自传授而获罪。③ 细子：谦称，犹小子。④ 殆：危险。

【白话文】 黄帝说："问得好啊！这是先师的隐秘之术，私传是有罪的，要经过割臂歃血的盟誓才能传授。你如果想得到传授，为什么不诚心诚意沐浴斋戒呢？"雷公又一次拜礼，站起来说："希望在这里听从您的指教。"于是雷公斋戒了三天,然后请求说:"今日正午,我请求行受业的盟誓。"于是黄帝与雷公一起进入斋室,行割臂歃血的仪式。黄帝亲自祝告说:"今日正午,经过割臂歃血的盟誓传授九针精要,有敢违背此誓言的,必定遭受灾祸。"雷公又拜礼说:"我接受盟誓。"于是黄帝左手握着雷公的手,右手把书授给雷公说:"你一定要谨慎又谨慎!我现在给你讲授九针之道。但凡针刺之理,以熟练掌握经脉状况初始,掌握经脉之气循行规律,了解经脉度量,内伤治疗五脏,外病治疗六腑,审察卫气变化,因为邪从卫气而入是百病的根源,然后调和虚实。如为实证,就针刺络脉泻血。淤血泻尽了,病人就没有危险了。"

禁咒祛毒

【出处】 〔宋〕李昉《太平广记》。

【原文】 王蜀将田承肇常领骑军戍于凤翔。因引骑潜出,解鞍憩于林木之下。面前忽见方圆数尺静地中,有小树子一茎高数尺,并无柯①叶,挺然而立,尤甚光滑。肇就之玩弄,以手上下摩娑②。顷刻间,手指如中毒药,苦不禁,于是鞭马归营。至,臂膊已粗于桶。时有村姬善禁③,居在深山中,急使人召得,已将不救。姬曰:"此是胎生七寸蛇戏处,喷毒在树木间,扣者树枝立合,致卒。"肇曰:"是也。"急使人就彼劚④之,果获二蛇,长六七寸,毙之。姬遂禁勒,自膊间趁⑤,渐渐下至于腕,又并趁入食指,尽食指一节,趁之不出,蹙⑥成一球子许肉丸。遂以利刀断此一节,所患方除。其断下一节,巨如一气球也。

【注解】 ① 柯:草木的枝茎。② 摩娑:指用手轻轻按着并一下一下地移动或用手抚摸。③ 禁：禁咒，相传以真气、符咒等治病邪、克异物、禳灾害的一种法术。④ 劂：挖、掘。⑤ 趁：追逐，逼赶。⑥ 麋：聚拢，收缩。

【白话文】 五代十国时期，前蜀将领田承肇曾带领兵戍守在凤翔。一次因带领骑兵秘密外出执行任务，在小树林中解马下鞍休息。田承肇忽然看见面前方圆几尺安静的地方中，有一棵几尺高的小树，没有枝叶，直挺挺地立在那儿，显得特别光滑。田承肇顺手玩弄它，用手上下抚摸。立时，手指像中了毒药似的，疼痛不止，于是他骑马回营。回到营中时，他的臂膊已经肿得像桶那么粗了。当时有个乡村老妇人擅长禁咒之术，住在深山中，田承肇急忙派人把她召来，这时田承肇已经快要不能救治了。老妇人说："这是胎生七寸蛇玩耍的地方，它的毒汁射在林间的树木上，摸着树的人立刻和树一样，也中了蛇的毒汁，可致死亡。"田承肇说："是啊。"他忙派人在那个地方挖掘，果然挖到两条长六七寸的小蛇，把它们弄死了。于是老妇人施行禁咒之术，先从臂膊间开始赶，慢慢下到手腕处，又一并赶到示指（食指）间，最后全部赶到食指最末的一节，就赶不出去了，收缩成一球形肉丸。于是用快刀割断了这一节食指，病患才除掉。被割断的这一节食指，大得像一个气球。

久病成医

【出处】〔元〕脱脱等《宋史·列传第二百二十一》。

【原文】 王克明①，字彦昭，其始饶州②乐平人，后徙湖州乌程③县。绍兴④、乾道⑤间名医也。初生时，母乏乳，饵以粥，遂得脾胃疾，长益甚,医以为不可治。克明自读《难经》《素问》以求其法,刻意⑥处药,其病乃愈。始以术行江淮,入苏湖,针灸尤精。诊脉有难疗者,必沉思得其要,然后予之药。病虽数证,或用一药以除其本,本除而余病自去。亦有不予药者,期以某日自安。有以为非药之过,过在某事,当随其事治之。言无不验。士大夫皆自屈⑦与游。

魏安行妻风痿⑧十年不起,克明施针,而步履如初。胡秉妻病内秘腹胀,号呼逾旬,克明视之。时秉家方会食,克明谓秉曰:"吾愈⑨恭人⑩病,使预会可乎?"以半硫圆碾生姜调乳香下之,俄⑪起对食如平常。卢州⑫守王安道风禁⑬不语旬日,他医莫知所为。克明令炽炭烧地,洒药,置安道于上,须臾而苏。金使黑鹿谷过姑苏,病伤寒垂死,克明治之,明日愈。及从徐度聘⑭金,黑鹿谷适为先排使,待克明厚甚。克明讶之,谷乃道其故,由是名闻北方。后再从吕正己使金,金接伴使忽被危疾,克明立起之,却其谢。张子盖救海州⑮,战士大疫,克明时在军中,全活者几万人。子盖上其功,克明力辞之。

克明颇知书,好侠尚义,常数千里赴人之急。初试礼部中选,累任医官。王炎宣抚⑯四川,辟⑰克明,不就。炎怒,劾克明避事,坐贬秩⑱。后迁至额内翰林医痊局,赐金紫⑲。绍兴五年卒,年六十七。

【注解】 ① 王克明:生卒年 1069—1135,北宋医家,于针灸尤精,擅长治疗痿痹、中风不语等症。② 饶州:古地名,在今江西省鄱阳县,历史上饶州,管辖鄱阳(府治)、余干、万年、德兴、浮梁、乐平、余江七县。③ 乌程:古县名,在今浙江湖州域内。④ 绍兴:南宋高宗年号。⑤ 乾道:西夏惠宗李秉常的年号。⑥ 刻意:用尽全部心思,全心全意。⑦ 自屈:自觉地屈尊纡贵,古时,有官位的士大夫之族与没有官职的人一起交友游玩被视为屈尊纡贵。⑧ 痿:中医病证名,是指肢体痿弱无力,不能随意运动的一类病证。⑨ 愈:使人痊愈。⑩ 恭人:宋徽宗政和三年定制,中散大夫至中大夫之妻封恭人,亦为元六品、明清四品官员之妻的封号。⑪ 俄：短暂的时间，一会儿。⑫ 卢州：古地名，相当于今湖南花垣、泸溪县地。⑬ 风禁：指口噤不开的病证。⑭ 聘：此指访问。⑮ 海州：古地名，今江苏省连云港市。⑯ 宣抚：朝廷派遣大臣赴某一地区传达皇帝命令并安抚军民、处置事宜。⑰ 辟：指君主召来，授予官职。⑱ 贬秩：贬职，削减俸禄。⑲ 金紫：金鱼袋及紫衣。唐、宋的官服和佩饰，因亦用以指代贵官。

【白话文】 王克明，字彦昭，早年住在饶州乐平，后来搬到湖州乌程县。是绍兴、乾道年间的名医。王克明出生的时候，他的母亲缺少奶水，只好用粥来喂养他，因此得了脾胃病，长大以后病更严重了，医生都认为治不好了。王克明自己研读《难经》《素问》，寻求医治脾胃病的方法，把所有的心思都用在研究方药上，他的病终于痊愈了。于是他开始在江淮一带行医，去过苏州、湖州，特别擅长针灸。他诊脉发现有难以治疗的疾病，一定会深入思考找出病证关键所在，然后再给病人处方开药。一个病虽然有多种证候，有时候只用一味药来去除致病的根源，病源消除了，其他的证候也自然随之消除。也有不用药的，而是告诉病人说哪一天病自然会好。王克明认为还有一些病不是药物的原因，而是由于某件事引起的，应当针对那件事来医治。他所说的没有不应验的。士大夫们都喜欢自降身份与他交往。

魏安行的妻子患有风痿，卧床十年不起，王克明给她施针治疗，使她和患病前一样正常走路。胡秉的妻子便秘腹胀，哭叫了十多天，王克明去帮她看病。当时胡秉全家正好在一起吃饭，王克明对胡秉说："我可以治好您夫人的病，让她和你们一起吃饭怎样？"他用半夏、硫黄、龙眼和生姜一起碾碎，用乳香调和后让病人服下，过了一小会儿，病人就能起来和平常一样吃饭了。卢州太守王安道患风禁，十多天都不能说话，其他的医生不知道该怎么治疗。王克明让人把烧过的炭铺在地上，洒上药，把王安道放在上面，过了一会他就好转过来。

金国的使者黑鹿谷经过姑苏时，得了伤寒病就快要死了，王克明为他诊治，第二天就痊愈了。待到王克明跟随徐度出访金国，黑鹿谷正好作为先遣接待使者，他热情地款待王克明。王克明很惊讶，黑鹿谷才说出了其中的原委，从此以后，王克明的名字传遍了北方。后来王克明又跟随吕正己出使金国，金国接待使者的官员忽然患了危重疾病，王克明马上治好了他，但推辞了他表示感谢的物品。张子盖解救海州时，士兵中暴发瘟疫，王克明当时在军中，救活了将近上万人。张子盖要向朝廷上报，表彰他的功劳，王克明却极力推辞。

王克明对医学经典书籍研究深入，喜欢帮助别人，讲义气，经常不远千里去帮助危难中的人。当初应试礼部中选，历任医官。王炎到四川传达皇命、安抚百姓的时候，要召王克明授予官职，王克明却没有接受。王炎非常生气，向皇帝弹劾王克明逃避职事，于是王克明遭到了贬职，并被消减俸禄。后来王克明升迁至额内翰林医痊局，皇帝赏赐他官服和配饰。绍兴五年，王克明去世，享年六十七岁。

灸治虎瘤

【出处】〔清〕蒲松龄《聊斋志异》。

【原文】 殷元礼，云南人，善针灸之术。遇寇乱，窜入深山。日既暮，村舍尚远，惧遭虎狼。遥见前途有两人，疾趋之。既至，两人问客何来，殷乃自陈族贯。两人拱敬曰："是良医殷先生也，仰山斗①久矣！"殷转诘之。二人自言班姓，一为班爪，一为班牙。便谓："先生，予亦避难石室，幸可栖宿，敢屈玉趾，且有所求。"殷喜从之。俄至一处，室傍岩谷。爇②柴代烛，始见二班容躯威猛，似非良善。计无所之，亦即听之。又闻榻上呻吟，细审，则一老妪僵卧，似有所苦。问：“何恙？”牙曰：“以此故，敬求先生。”乃束火照榻，请客逼视[③]。见鼻下口角有两赘[④]瘤，皆大如碗，且云：“痛不可触，妨碍饮食。”殷曰：“易耳。”出艾团之，为灸数十壮，曰：“隔夜愈矣。”二班喜，烧鹿饷客；并无酒饭，惟肉一品。爪曰：“仓猝不知客至，望勿以輶亵[⑤]为怪。”殷饱餐而眠，枕以石块。二班虽诚朴，而粗莽可惧，殷转侧不敢熟眠。天未明便呼妪，问所患。妪初醒，自扪，则瘤破为创。殷促二班起，以火就照，敷以药屑，曰：“愈矣。”拱手遂别。班又以烧鹿一肘赠之。

后三年无耗[⑥]。殷适以故入山，遇二狼当道，阻不得行。日既西，狼又群至，前后受敌。狼扑之，仆；数狼争啮，衣尽碎，自分必死。忽两虎骤至，诸狼四散。虎怒大吼，狼惧尽伏。虎悉扑杀之，竟去。殷狼狈而行，惧无投止[⑦]。遇一媪来，睹其状，曰：“殷先生吃苦矣！”殷戚然诉状，问何见识。媪曰：“余即石室中灸瘤之病妪也。”殷始恍然，便求寄宿。媪引去，入一院落，灯火已张，曰：“老身伺先生久矣。”遂出袍裤，易其敝败[⑧]。罗浆具酒，酬劝谆切。媪亦以陶碗自酌，谈饮俱豪，不类巾帼。殷问：“前日两男子，系老姥何人？胡以不见？”媪曰：“两儿遣逆先生，尚未归复，必迷途矣。”殷感其义，纵饮不觉沉醉，酣眠座间。既醒，已曙，四顾竟无庐，孤坐岩上。闻岩下喘息如牛，近视，则老虎方睡未醒。喙间有二瘢痕，皆大如拳。骇极，惟恐其觉，潜踪而遁。始悟两虎即二班也。

【注解】 ① 山斗：泰山、北斗统称，比喻世所景仰的人。② 爇：烧。③ 逼视：靠近目标紧紧盯着。④ 赘：多余的。⑤ 輶亵：轻简亵渎。⑥ 无耗：没有消息。⑦ 投止：投宿的地方。⑧ 敝败：破旧损坏的衣物。

【白话文】 殷元礼，是云南人，擅长用针灸治病。在一次战乱中，他逃到深山里。当时，天快黑了，离村庄又很远，他怕遭遇虎狼，远远看见前面路上有两个人，就急忙赶了上去。到了跟前，那两人问他从哪里来，殷元礼便讲了自己的姓氏籍贯。那两人拱手尊敬地说："原来是良医殷先生啊，久仰先生大名！"殷元礼反问他们的姓氏，那两人自称姓班，一个叫班爪，一个叫班牙。他们又对殷元礼说："先生，我们也是避难的。幸好有间石屋可以暂住，敢求先生屈尊前去，我们对先生还另有所求。"殷元礼高兴地跟他们走了。一会儿来到一个地方，靠近岩谷处有间石室。那两人点着木柴代替蜡烛，殷元礼这才看清他们的面容：相貌凶恶，身躯威猛，好像不是善良的人。又一想没别的地方可去，也只好听天由命了。这时他听到床上有呻吟声，仔细一看，是一个老妇人直挺挺地躺着，好像有什么痛苦。殷元礼问："得了什么病？"班牙说："就因为这个原因，敬请先生来。"于是拿着根火把照着床，请殷元礼到近前看看。殷元礼见老妇人鼻下口角有两个瘤子，碗那么大，并且说痛得很厉害，妨碍饮食。殷元礼说："容易治。"就拿出艾团，为老妇人灸了几十壮，说："过一夜就好了。"二班很高兴，烤鹿肉给客人吃；并没有酒和别的饭食，只有鹿肉。班爪说："太仓促，不知道客人来，希望不要怪罪招待不周。"殷元礼吃饱后，就枕着石块睡下了。二班虽然很诚朴，但粗鲁莽撞，让人害怕。殷元礼翻来覆去不敢睡熟，天不亮，就招呼老妇人，问她的病情。老妇人刚醒，自己一摸，瘤子已经破了，只留下两个疮口。殷元礼催促二班起来，用火照着，给老妇人敷上药末，说："好了！"然后拱手告别，二班又拿出一条熟鹿腿送给他。

之后三年里没有消息往来。殷元礼一次有事进山，路上遇到两只狼挡道，不能过去。这时太阳快要落山了，又来了一大群狼，殷元礼前后受敌。他被一条狼扑翻在地，好几只狼争抢着来咬他，衣服全被撕碎了。殷元礼想，这回是死定了。这时忽然窜过来两只老虎，群狼一见，四散逃跑。老虎大怒，一声怒吼，群狼都害怕地趴在地上，一动也不敢动。老虎扑过去把它们全部杀死，之后才走了。殷元礼侥幸逃生，狼狈地继续赶路，正在担心无处投宿，迎面走来一个老妇人。老妇人看到他的样子，连忙说："殷先生吃苦了！"殷元礼悲伤地诉说了刚才的情景，问她如何认识自己。老妇人说："我就是石屋中那个让你灸瘤子的生病老太婆啊！"殷元礼才恍然大悟，便请求在她家借宿。老妇人领着他去了，走进一所院落，里面已点起了灯火。老妇人说："老身已等先生很久了。"接着拿出衣裤，让殷元礼换下破衣服，又摆上酒菜，热情招待。老妇人也用陶碗自斟自饮，她既健谈，又能饮酒，不像是一般女人。殷元礼问："前些日子那两个男子，是老人家的什么人？怎么没看见他们？"老妇人说："我那两个儿子去迎接先生，还没有回来，一定是迷路了。"殷元礼感激他们的情义，开怀痛饮，不觉大醉，酣睡在座位上。醒过来时，天已经亮了。四面一看，并没有房舍，他自己一个人正坐在岩石上。这时听到岩下发出牛吼一般的喘息声，走近一看，是只老虎正睡着没醒。老虎的嘴间有两块瘢痕，都大得像拳头。殷元礼害怕极了，害怕老虎醒来，偷偷地逃跑了。这时才醒悟到救自己命的那两只老虎，就是二班。

韭菜化食

【出处】〔明〕徐春甫《古今医统大全》。

【原文】《齐谐记》云：江夏郡安陆县隆安中有郭坦兄弟三人。大兄得天行病①后，遂大能食，一日食斗米。其家给②五年，贫罄。后乞食至一家门前，已得饭，复乞其后门。其家人怒之云：前门已饭了，又从后门来讨，那得许多与你？彼答云：腹中饥甚，实不知是后门。

门园有韭三畦③，彼就地而啖④其二。须臾，闷卧在地，大吐一物如笼，因出地渐渐小。人持饭与，遂不复食。将饭着所吐之物上，即消化成水，此病寻瘥。

【注解】 ① 天行病：时疫，流行病。② 给：供应。③ 畦：田园中分成的小区，古代称田五十亩为一畦。④ 啖：吃。

【白话文】 《齐谐记》记载：江夏郡安陆县隆安中有郭坦兄弟三人。大哥得天行病后，相当能吃，一日食斗米。他们家供给五年，给他吃得精光。后乞讨到一家门前，已经要到饭吃，又到他们家后门要饭。那家人愤怒地说："前门已经给你饭吃了，又从后门来讨，哪里有那么多饭给你？"他回答说："腹中饥饿难耐，确实不知道这是后门啊。"门园前有韭菜地三块，他就地生吞其中两块地的韭菜。一会儿工夫，他一下子倒在地上，大吐一个像笼子一样的东西，在地上渐渐变小。有人拿饭给他，他已经不想再吃了。将饭放在吐出的东西上，立刻消化成水，此病不久就痊愈了。

橘井泉香

【出处】 〔汉〕刘向《列仙传》。

【原文】 耽，桂阳人也。汉文帝时得道，人称苏仙公。公早丧所怙①，乡里以仁孝着闻……一日，云间仪卫降宅。公语母曰："某受命仙箓②，当违色养③"……又语母曰："明年天下疾疫，庭中井水、橘树，患疫者，与井水一升、橘叶一枚，饮之立愈。"后果然，求水、叶者远至千里，应手而愈。

【注解】 ① 怙：父母的合称，这里指父亲。② 箓：簿籍。③ 色

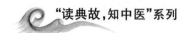

养：顺承颜色奉养父母。

【白话文】 有桂阳人苏耽，汉文帝时得道，人们称之为"苏仙公"。他早年丧父，乡里以仁孝闻名……一天，从云彩里降下仪仗侍卫，苏仙公对母亲说："我得道获得了仙籍，不能尽奉养的孝道了"……又对母亲说："此地明年将有大疫流行，只有咱家的井水和橘树才能治疗，若有患病之人，可给他一升井水和一片橘叶，煎汤服之即可痊愈。"次年，果如苏仙公所言发生了瘟疫，求井水和橘叶的人最远来自千里之外，都即时痊愈。

蓝靛治噎

【出处】 〔宋〕李昉《太平广记》。

【原文】 永徽中，绛州有一僧病噎，都不下食，如此数年。临命终，告其弟子云："吾气绝之后，便可开吾胸喉，视有何物，欲知其根本。"言终而卒。弟子依其言开视，胸中得一物，形似鱼而有两头，遍体悉是肉鳞。弟子致钵中，跳跃不止。戏以诸味致钵中，虽不见食，须臾，悉化成水。又以诸毒药内之，皆随销①化。时夏中蓝②熟，寺众于水次作靛。有一僧往，因以少靛致钵中，此虫悃惧③，绕钵驰走，须臾化成水。世传以靛水疗噎疾。

【注解】 ① 销：融化。② 蓝：蓝靛，为爵床科植物马蓝。③ 悃惧：恐惧，惊慌。

【白话文】 唐高宗永徽年间，绛州有一个和尚得了噎病，咽不下食物，病了好几年。临死时，告诉他的弟子说："我气绝之后，可以剖开我的胸部和咽喉，看看有什么东西，要知道其中的因由。"说完就死了。弟子依照他说的剖开了胸腔和咽喉，从胸中取出一个东西，形状像鱼，但有两个头，满身全是肉鳞。弟子把它放在钵中，它不停地跳跃。弟子像玩似的把各种食物放在钵中，虽然没看见它吃，但不一会儿，食物全部化成了水。又把各种毒药放进钵中，全都跟随着溶化了。当时正值仲夏蓝草成熟季节，寺院附近的群众在水边做蓝靛。有一和尚去了水边，带回了少许蓝靛，把它放在钵中，这虫很害怕，绕着钵不停地奔跑，一会化成了水。后来，世间就流传着用蓝靛治疗噎病。

劳疾食鳗

【出处】 〔宋〕李昉《太平广记》。

【原文】 瓜村有渔人妻得劳疾①，转相染著，死者数人。或云："取病者生钉棺中弃之，其病可绝。"顷之②，其女病，即生钉棺中，流之于江。至金山，有渔人见而异之，引之至岸。开视之，见女子犹活，因取置渔舍。每多得鳗鲡鱼③以食之，久之病愈。遂为渔人之妻，今尚无恙。

【注解】 ① 劳疾：结核病。② 顷之：不久。③ 鳗鲡鱼：为鳗鲡科动物鳗鲡的肉，有补虚损、祛风湿、杀虫的功效。

【白话文】 瓜村有打鱼人的妻子得了结核病，转相传染，死了好几个人。有人说："把病人活着装进棺材中，钉上钉子，丢弃掉，这种病就可以断绝。"时隔不久，这个人的女儿得了肺结核，就被活着装进棺材里，丢到江中任其漂流。漂流到了金山，有一位打鱼的人看见，觉得奇怪，就把棺材拉到岸边。打开察看，见一女子还活着，就把她接到渔舍中。每天打很多鳗鲡鱼给她吃，吃了很长时间，病好了。于是她嫁给了这位打鱼的人做妻子，到现在还没有什么病。

老狐遗方

【出处】 〔清〕纪昀《阅微草堂笔记》。

【原文】 先兄晴湖曰：饮卤汁者血凝而死，无药可医。里有妇人饮此者，方张皇莫措，忽一媪①排②闼③入，曰：可急取隔壁卖腐家所磨豆浆灌之，卤得豆浆，则凝浆为腐而不凝血。我是前村老狐，曾闻仙人言此方也。语讫④不见。试之，果见苏⑤。刘涓子有鬼遗方⑥，此可称狐遗方也。

【注解】 ① 媪：老妇人的通称。② 排：推。③ 闼：门，小门。④ 讫：结束，完毕。⑤ 苏：复苏，苏醒。⑥ 刘涓子有鬼遗方：《刘涓子鬼遗方》，据说是晋末的刘涓子在丹阳郊外巧遇"黄父鬼"时所遗留的一部外科方面的专著。

【白话文】 我去世的兄长晴湖说：饮卤汁者血液凝固而死，无药可医。家乡有一妇人喝了卤汁，正慌张失措，忽然一位老妇人推门而入，说："赶快从隔壁卖豆腐的那里取来豆浆给她灌上。卤水遇到豆浆，就将豆浆凝成豆腐，而不使血液凝固。我是前村的老狐狸，曾听仙人说过此药方。"说完就不见了。用此方一试，那妇人果然活了过来。南朝刘涓子有一部专著是"鬼遗方"，这个药方可称作"狐遗方"。

炼丹奇石

【出处】 〔西汉〕东方朔《海内十洲记》。

【原文】 沧海岛在北海中，地方三千里，去岸二十一万里。海四面绕岛，各广五千里，水皆苍色，仙人谓之沧海也。岛上俱是大山，积石①至多，石象八石②，石脑、石桂、英流、丹黄子、石胆之辈百余种，皆生于岛石，服之神仙长生。岛中有紫石宫室，九老仙都所治，仙官数万人居焉。

【注解】 ① 积石：指积聚在一起的石块。② 八石：古代道家炼丹所常用的朱砂、雄黄、雌黄、空青、云母、硫黄、戎盐、硝石八种石质原料。

【白话文】 沧海岛在北海中，占地三千里，距离海岸二十一万里。大海从四面环绕着岛屿，绵延五千里，水色碧绿，仙人称呼为沧海。岛上全是大山，积聚了大量石头，石头类似于道家炼丹常用的品种，石脑、石桂、英流、丹黄子、石胆之类有一百多种，都从岛上石头中孕育，吃了可以像神仙一样长生。岛中央有座紫石宫殿，是九老仙人管辖的范围，数万仙官居住在其中。

梁渠奇物

【出处】 〔先秦〕佚名《山海经》。

【原文】 又北三百五十里，曰梁渠之山，无草木，多金玉。修水出焉，而东流注于雁门。其兽多居暨，其状如彚①而赤毛，其音如豚。有鸟焉，其状如夸父，四翼、一目、犬尾，名曰嚣，其音如鹊，食之已腹痛，可以止衕②。

【注解】 ①彚：彚虫也，似豪猪而小——《说文》。② 衕：腹泻病。

【白话文】 北嚣之山再往北三百五十里，是梁渠山，不生长花草树木,有丰富的金属矿物和玉石。修水从这座山发源,然后向东流入雁门水。山中的野兽大多是居暨兽,形状像彙却浑身长着红色的毛,发出的声音像猪叫。山中还有一种鸟,形状像夸父,长着四只翅膀、一只眼睛、狗一样的尾巴,名称是嚣,叫声与喜鹊相似,吃了它的肉就可以治疗肚子痛,还可以治好腹泻病。

疗风高手

【出处】　〔后晋〕刘昫《旧唐书·列传第一百四十一》。

【原文】　张文仲①,洛州②洛阳人也。少与乡人李虔纵、京兆③人韦慈藏并以医术知名。文仲,则天初为侍御医。时特进④苏良嗣于殿庭因拜跪便绝倒,则天令文仲、慈藏随至宅候之。文仲曰:"此因忧愤邪气激也。若痛冲胁,则剧难救。"自朝候之,未及食时,即苦冲胁绞痛。文仲曰:"若入心,即不可疗。"俄顷心痛,不复下药,日昳⑤而卒。文仲尤善疗风疾。其后则天令文仲集当时名医共撰疗风气诸方,仍令麟台监王方庆监其修撰。文仲奏曰:"风有一百二十四种,气有八十种。大抵医药虽同,人性各异,庸医不达药之性使冬夏失节,因此杀人。唯脚气⑥、头风⑦、上气⑧常须服药不绝。自余则随其发动,临时消息之。但有风气之人,春末夏初及秋暮,要得通泄,即不困剧。"于是撰四时常服及轻重大小诸方十八首表上之。文仲久视⑨年终于尚药奉御。撰《随身备急方》三卷,行于代。

【注解】　① 张文仲:唐高宗、武则天时期有名的宫廷御医,善疗"风疾"。② 洛州:唐朝初年将河南郡改名为洛州,治所在洛阳县(现在河南省洛阳市东北)。③ 京兆：古地名,所辖范围相当于现在的陕西西安及其附近地区。④ 特进：古官职名,为散官,无实职。⑤ 日旰：天色晚,日暮。⑥ 脚气：中医脚气病是指因外感湿邪风毒,或饮食厚味所伤,积湿生热,流注腿脚而导致的疾病。临床主要表现为腿脚麻木、酸痛、软弱无力,或挛急、肿胀,或肌肉枯萎等。⑦ 头风：中医病证名,以慢性阵发性头痛为主要表现。⑧ 上气：中医病证名,即肺气上逆,多由外感六淫、痰气凝结、肺道壅塞所致。⑨ 久视：唐代武则天的年号,公元 700 年 5 月至 701 年 1 月。

【白话文】 张文仲,洛州洛阳人。年轻时与同乡李虔纵、京兆人韦慈藏一起以医术出名。武则天初年,张文仲做侍御医。当时特进苏良嗣在大殿中向皇帝跪拜时突然昏倒在地,武则天就让张文仲、韦慈藏跟随到他家中给他诊治。张文仲说:"是由于长期聚积忧愤、邪气逆发引起的。如果疼痛冲击胁部,就会使病情加剧而难以救治了。"从早晨开始观察,还不到一顿饭的功夫,苏良嗣就出现了胁部绞痛。张文仲说:"如果疼痛入心,就无药可救了。"过了一会儿,苏良嗣果真心痛起来,药也无法吞服,到了晚上就死了。张文仲尤其擅长治疗风证。后来武则天让张文仲召集当时名医一起来编撰治疗风气的医方,又让麟台监王方庆监修。张文仲奏禀:"风有一百二十四种,气有八十种。总的来说,用药差不多,但每人的体质各异,庸医不明白药性导致不应时令,因此误杀病人。只有脚气、头风、上气的人需要常常服药。其他的只要发作时治疗就可以了。但是患风气的人,春末夏初及秋暮,要能够通利小便,就不会加剧。"于是编撰四时常服及轻重大小各类药方十八首,上报给皇上。张文仲在久视年间死于尚药奉御的任上。张文仲撰写《随身备急方》三卷,流传于世。

林屋山人

【出处】〔民国〕赵尔巽《清史稿·艺术一》。

【原文】同郡吴县王维德①，字洪绪，自号林屋山人。曾祖字若谷，精疡医②，维德传其学，著《外科全生集》。谓："痈疽无死证，痈乃阳实，气血热而毒滞；疽乃阴虚，气血寒而毒凝。皆以开腠理③为要，治者但当论阴阳虚实。初起色红为痈，色白为疽，截然两途。世人以痈疽连呼并治，误矣。"其论为前人所未发。凡治初起以消④为贵，以托⑤为畏，尤戒⑥刀针毒药，与大椿说略同，医者宗之。维德兼通阴阳家言，著《永宁通书》《卜筮正宗》。

【注解】①王维德：一字林洪，一号定定子，人尊称林屋先生，自幼既承家学，通晓内、外、妇、儿各科，尤擅疡医，为吴门外科全生派的创始人。其著《外科证治全生集》乃汇集祖传效方及其四十余年亲治验方所成。②疡医：即中医外科。③腠理：皮肤、肌肉的纹理。④消：中医辨证论治八法之一，消散和破削体内有形积滞，以祛除病邪的治疗方法，又称消积导滞法。⑤托：传统中医外科疮疡疾病中最具特色的内治方法，一般认为是用补益气血和透脓的药物，扶助正气，托毒外出，以免毒邪内陷，适用于外疡中期。⑥戒：当心。

【白话文】同郡吴县的王维德，字洪绪，自号林屋山人。他的曾祖父字若谷，精通疡科，维德继承了他的医术，著有《外科全生集》。他说："痈疽并没有死证，痈是阳实证，气血热而邪毒壅滞；疽是阴虚证，气血寒而邪毒凝滞。痈和疽的治疗都以开腠理为关键，还需要辨别阴阳虚实。初起色红的为痈，色白的为疽，截然不同。世人多将痈和疽并称，治法相同，这是错误的。"这些言论是前人没有提及的。凡是痈疽初起，治疗以消法为贵，而不能用托法，尤其要当心刀针和有毒药物的使用，这个说法与徐大椿的说法差不多，后来的医者都十分推崇。王维德还精通阴阳学说，著有《永宁通书》《卜筮正宗》等书。

灵药黄精

【出处】〔宋〕李昉《太平广记》。

【原文】　临川有士人①，虐遇其所使婢。婢不堪其毒，乃逃入山中。久之粮尽，饥甚。坐水边，见野草枝叶可爱，即拔取，濯②水中，连根食之，甚美。自是恒食，久之遂不饥，而更轻健。夜息大树下，闻草中兽走，以为虎而惧，因念得上树梢乃佳也。正尔念之，而身已在树梢

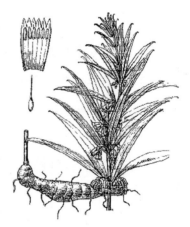

矣。及晓，又念当下平地，又歘然③而下。自是意有所之，身即飘然而去。或自一峰之一峰顶，若飞鸟焉。数岁，其家人伐薪见之，以告其主，使捕之，不得。一日，遇其在绝壁下，即以细绳三面围之。俄④腾上山顶，其主益骇异，必欲致之。或曰："此婢也，安有仙骨？不过得灵药饵之尔。试以盛馔，多其五味，令甚香美，值其往来之路，观其食之否。"如其言，果来就食。食讫，不复能远去，遂为所擒，具述其故。问其所食草之形，即黄精也。复使之，遂不能得。其婢数年亦卒。

【注解】　①士人：读书人，泛指知识阶层，礼乐制度下的产物，西周、春秋时代在政治上处于贵族底层。②濯：洗。③歘然：忽然。

④ 俄：短时间，转瞬间。

【白话文】 临川有一个士人，虐待他的一位随身婢女。婢女忍受不了他的虐待，就逃到山中。带的干粮很快便吃光了，饿得厉害。她坐在水边，见野草的枝叶十分可爱，就拔了一些，放到水里一洗，连根带叶全都吃下，竟特别好吃。从此以后她就一直吃这种草，时间长了，她就不觉得饥饿了，而且觉得身体更轻捷更健壮了。夜里休息在大树下，听到草丛中有野兽奔跑的声音，她认为是老虎，心里十分害怕。于是她想，要是能到树梢上去就好了。她这样一想，身子就不知不觉地已经上了树梢了。到了早晨，她又想应该回到平地上，身子就飘飘然回到了地上。从此，她心里想到哪儿去，身体就飘然而去。有时候从这一山峰到另一山峰，她就像一只飞鸟似的。几年以后，那家有人上山砍柴发现了她，就向主人报告了，主人派人捕捉她，捕捉不到。有一天，见她在一座绝壁之下，就用细绳三面包围她。她一下子就腾上山顶，她的主人更加惊异，下决心非捉住她不可。有人说："她是一个婢女，哪能有仙骨？只不过吃过一种什么灵药罢了。可以做一顿好饭，多准备一些好吃的，让它味道特别香美，放到她来往的路上，看她吃不吃。"于是就按照这人说的去做了，她果然就吃了。婢女吃完以后就不能再远去了，于是就被捉住了，她详细地述说了前前后后。问她吃的那种草的样子，原来就是黄精。又让她去到那山上，她却再也没能达到那种效果。几年之后她便死了。

刘翰修书

【出处】 〔元〕脱脱等《宋史》。

【原文】 刘翰，沧州临津人。世习医业，初摄护国军节度巡官。周显德初，诣阙献《经用方书》三十卷、《论候》十卷、《今体治世集》二十卷。世宗嘉之，命为翰林医官，其书付史馆，再加卫尉寺主簿。

太祖北征，命翰从行。建隆初，加朝散大夫、鸿胪寺丞。时太祖求治，事皆核实，故方技之士必精练。乾德初，令太常寺考较翰林医官艺术①，以翰为优，绌其业不精者二十六人。自后，又诏诸州访②医术优长者籍其名，仍量赐装钱，所在厨传③给食④，遣诣阙。开宝五年，太宗在藩邸有疾，命翰与马志视之。及愈，转尚药奉御，赐银器、缯钱、鞍勒马。

尝被诏详定《唐本草》，翰与道士马志、医官翟煦、张素、吴复珪、王光祐、陈昭遇同议，凡《神农本经》三百六十种，《名医录》一百八十二种，唐本先附一百一十四种，有名无用一百九十四种，翰等又参定新附一百三十三种。既成，诏翰林学士中书舍人李昉、户部员外郎知制诰王祐、左司员外郎知制诰扈蒙详覆毕上之。昉等序之曰：

《三坟》之书，神农预其一，百药即辨，《本草》序其录。旧经三卷，世所流传。《名医别录》，互为编纂。至梁陶弘景乃以《别录》参其《本经》，朱墨杂书，时谓明白。而又考彼功用，为之注释，列为七卷，南国行焉。逮乎有唐，别加参校，增药余八百味，添注为二十卷。《本经》漏缺则补之，陶氏误说则证之。然而载历年祀，又逾四百，朱字墨字，无本得同；旧注新注，其文互阙。非圣主抚大同之运，永无疆之休，其何以改而正之哉！

乃命尽考传误，刊为定本。类例非允，从而革焉。至如笔头灰，兔毫也，而在草部，今移附兔头骨之下；半天河、地浆，皆水也，亦在草部，今移附土石类之间；败鼓皮，移附于兽名；胡桐泪，改从于木类；紫矿，亦木也，自玉石品而改焉；伏翼，实禽也，由虫鱼部而移焉；橘柚，附于果实；食盐，附于光盐；生姜、干姜，同归一类；至于鸡肠、蘩蒌、陆英、蒴藋，以类相似，从而附之。仍采陈藏器《拾遗》、李含光《音义》，或穷源于别本，或传效于医家，参而较之，辨其臧否。至如突屈白⑤，旧说灰类，今是木根；天麻根，解似赤箭，今又全异。去非取是，特立新条。自余刊正，不可悉数。

下采众议，定为印板。乃以白字为神农所说，墨字为《名医》所传，唐附今附，各加显注，详其解释，审其形性。证谬误而辨之者，署为今注；考文意而述之者，又为今按。义既判定，理亦详明。今以新旧药合九百八十三种，并目录二十一卷，广颁天下，传而行焉。

【注解】 ① 艺术：有关医学的技艺和医术。② 访：四处打听。③ 厨传：古代供应过客食宿、车马的处所。④ 给食：供给食用。⑤ 突屈白：即突厥白，药名。

【白话文】 刘翰，沧州临津人。世代修习医术，最初的时候是护国军节度巡官。北周显德初年，为朝廷奉献《经用方书》三十卷、《论候》十卷、《今体治世集》二十卷。周世宗赞赏他，任命为翰林医官，他进献的书交付史馆里，又加封卫尉寺主簿。

宋太祖北征时，命令刘翰随行。建隆初年，加封朝散大夫、鸿胪寺丞。当时太祖有病求治，诊疗的步骤都要核实，医务人员的技术一定要精湛。乾德初年，皇上命令太常寺考核翰林医官的医疗水平，其中刘翰最为优秀，罢免了不如他的技艺不精的二十六个人。从那以后，皇帝又下令全国四处打听医术高明的人，登记他们的名字，然后根据他们的能力赏赐配给钱物，提供所有的出行费用，把他们请到宫里来。开宝五年，宋太宗在自己的住所生病了，宋太祖命刘翰和马志为他看病。等到宋太宗痊愈了，提拔刘翰为尚药奉御，赏赐银器、缗钱、鞍勒马。

刘翰曾经被皇帝任命详细校定《唐本草》，刘翰与道士马志、医官翟煦、张素、吴复珪、王光祐、陈昭遇共同商议，共计《神农本草经》三百六十种，《名医别录》一百八十二种，唐代版本起先附一百一十四种，有名称没有用法的一百九十四种，刘翰等人又修定后新附上一百三十三种。书修成以后，皇上又下令翰林学士中书舍人李昉、户部员外郎知制诰王祐、左司员外郎知制诰扈蒙详细地复核后上报。李昉等人为书作序说：

《三坟》之书，神农参与了其中之一，各种草药都可以辨别，《神农本草经》有序地记录下来。世上流传的是旧版本的三卷。《名医别录》，是（名医们）对《神农本草经》互为补充而编辑成的。到了梁代陶弘景，将《名医别录》中的内容加入到《神农本草经》中，用朱字和墨字分别书写，当时是很分明的。然后又考证它们的功效作用，为它们一一注释，列为七卷，在南方流行。到了唐代，重新加以参校，增加了八百多味药，增加注释，编成二十卷。《神农本草经》有漏缺的地方就补充，陶氏写书的时候有错误的地方就修正它。然而记载经历的时间又经历了四百年，书中的朱字墨字，没有一个本子是一样的；旧注与新注，其内容互有缺少。如果不是皇上英明抚恤百姓想要共享大同社会，让休养生息的事情变得长久而下诏编书，这些书上的谬误怎么有机会改正呢！

皇上于是下命令尽量考证错误的地方，修订成为定本。类别排列不合适的，重新予以改变。比如笔头灰，就是兔毫，以前归属草部，现在转移附在兔头骨之下；半天河、地浆，都属于水，也列在了草部，现在转移附录在土石类中；败鼓皮，转移附录在兽名之下；胡桐泪，改到木类；紫矿，也属于木，从玉石品类目录下改过来的；伏翼，实际是禽类，由虫鱼部转移到禽类；橘柚，附在果实类目录下；食盐，附于光盐类目录下；生姜、干姜，同归一类；至于鸡肠、蘩蒌、陆英、蒴藋，因为种类相似，同归到一类。还采用了陈藏器的《拾遗》、李含光的《音义》，或者在别本中追本溯源，或从医家中了解其效用，相互参考比较，辨别正确与否。比如突厥白，旧时说是灰类，今是木根；天麻根，注解说和赤箭相似，如今又完全不同。去掉错误的，留下正确的，特别建立新的条目。除此之外，改正之处不可胜数。

向下采纳了众人的意见后,定为印刷的模板。用白色的字表示《神农本草经》的内容,用黑色的字表示《名医别录》的内容,唐代的附文和今天的附文,各自增加明显的注释,详细加以解释,反复推究药物的形态、性味。纠正谬误,辨明是非之处,署名为"今注";考查文意、陈述内容之处,另外署名为"今按"。文义已经辨别清楚了,规律也就详细而明了。现在新增加的和以前就有记录的药材总共九百八十三种,合并目录二十一卷,在天下广泛地颁行、传播并使用。

硫黄之异

【出处】 〔宋〕李昉《太平广记》。

【原文】 陈金者,少为军士,隶江西节度使刘信。围虔州,金私与其徒五人,发①一大冢。开棺,见一白髯老人,面如生,通身白罗衣,衣皆如新。开棺即有白气冲天,墓中有非常香气。金独视棺盖上有物如粉,微作硫黄气。金素闻棺中硫黄为药,即以衣襟掬②取怀归。墓中无他珍宝,即共掩塞之而出。既至营中,营中人皆惊云:"今日那得有香气?"金知硫黄之异,旦③辄④汲水服之,至尽。城平⑤,入舍僧寺,偶与寺僧言之,僧曰:"此城中富人之远祖也,子孙相传其祖好道,有异人教饵硫黄。云数尽当死,死后三百年,墓当开,即解化之期也,今正三百年矣。"即相与复视之,棺中空,唯衣尚存,如蝉蜕之状。金自是无病,今为清海军小将,年七十余矣,形体枯瘦,轻健如故。

【注解】 ①发:挖掘。②掬:用两手捧。③旦:天亮,太阳刚刚升起的样子。④辄:就。⑤平:攻克。

【白话文】 陈金年轻时当过军士,隶属于江西节度使刘信。围攻虔州时，陈金暗中与同伙五人掘开一座大坟。打开棺材，看见一个白胡子老头，这老头面色如同活着，全身穿着白色丝绸衣服，衣服都像新的。他们打开棺材时就有白气冲天，墓中有不同寻常的香气。陈金一个人看见棺材盖上有粉状物，微微发出硫黄的气味。陈金过去就听说硫黄是药，就把它放在衣襟中揣回来。墓中没有别的珍宝，他们就把棺材盖上一起出去，又把掘开之处堵塞好。回到军营以后，营中的人都惊讶地说："今天哪里来的香气？"陈金知道硫黄奇异，天亮时就打水把硫黄粉喝了，全部吃完。虔州城攻下后，陈金入城住在僧寺，偶然与寺僧说起这件事，僧人说："这个墓中老人是城中富人的前代祖先，子孙相传他们的祖先好道术，有异人传授他吃硫黄。说他寿数已尽，应当死了，死后三百年，墓会打开，那时就是他肉体凡胎化解之时，现在正好三百年了。"他们就一起再去看那座坟，发现棺中已空，只有衣服还在，好像蝉脱壳的样子。陈金从此无病，现在是清海军小将，七十多岁了，虽形体枯瘦，但轻捷健朗如从前一样。

侣山堂主

【出处】 〔民国〕赵尔巽《清史稿·艺术一》。

【原文】 张志聪①，字隐庵，浙江钱塘②人。明末，杭州卢之颐③、繇父子著书，讲明医学，志聪继之。构侣山堂，招同志讲论其中，参考经论，辨其是非。自顺治中至康熙之初，四十年间，谈轩岐之学④者咸归⑤之。注《素问》《灵枢》二经，集诸家之说，随文衍义，胜明马元台⑥本。又注《伤寒论》《金匮要略》，于《伤寒论》致力尤深，历二十年，再易稿始成。用王叔和原本，略改其编次。又注《本草》，诠释《本经》，阐明药性，本五运六气之理。其自著曰《侣山堂类辨》《针灸秘传》。志聪之学，以《素》《灵》《金匮》为归，生平著书，必守经法，遗书并行于世，惟《针灸秘传》佚⑦。

【注解】 ① 张志聪：生卒年约 1630—1674，清代著名医家。② 钱塘：今浙江杭州。③ 卢之颐：明代医家。④ 轩岐之学：轩，指轩辕，就是传说中的黄帝；岐，指岐伯，传说中的古代医家。后世称中医学为"岐黄之术"或"轩岐之术"。⑤ 归：汇聚。⑥ 马元台：清代医家。⑦ 佚：散失。

【白话文】 张志聪，字隐庵，浙江钱塘人。明朝末年，杭州的卢之颐、卢之繇父子著书并讲授医学，张志聪承袭了他们的做法。他建造了侣山堂，招同道在其中讲论医学，研讨医理，分析前人的对错。从顺治中期到康熙初年的四十年间，凡是研究岐黄之学的人都汇聚在侣山堂。张志聪著《黄帝内经素问集注》《灵枢经集注》，汇集各家之言，对《内经》原文逐句进行注解，胜过马元台的版本。张志聪还对《伤寒论》《金匮要略》进行注释，尤其在《伤寒论》上下工夫，历时二十年，一再易稿而成。他采用王叔和的原本，略微改变其编写次序。又写了《本草崇原》，对《神农本草经》进行诠释，阐明药性，尊崇五运六气的理论。他自己的理论著作有《侣山堂类辨》《针灸秘传》。张志聪的学识，以《素问》《灵枢》《金匮要略》为基础，所著的书也都遵循经法并流传于世，唯有《针灸秘传》散失了。

卖药惠民

【出处】 〔南宋〕周辉《清波杂志》。

【原文】 神宗朝创置卖药所,初止一所,崇宁二年增为五局,又增和剂二局。第以都城东西南北壁卖药所为名,议者谓失元创药局惠民之意,岁得息钱①四十万以助户部经费。今行在所置局,岁课②虽视昔有损,意岂在夫羡赢,其于拯民瘼③、施实惠亦云博矣。

【注解】 ① 息钱:有息贷款或利息本金。② 岁课:一年的劳绩。③ 民瘼:人民的痛苦。

【白话文】 宋神宗年间创立了卖药所,开始的时候只有一所,崇宁二年(1103年)增加为五局,又增加和剂局两家。陆续命名为都城东西南北卖药所,有人说这失去了创立药局用以惠民的意思,一年得到利息本金四十万来给户部作为经费。现在我所在的药局,一年的劳绩虽然和以前比有些差,但是它成立的意义又岂在赚钱,它的意义在于拯救百姓、给百姓实惠,它的意义实在是太大了。

摩腹治结

【出处】 〔清〕蒲松龄《聊斋志异》。

【原文】 长山赵某,税①屋大姓。病症结②,又孤贫,奄然就毙。一日力疾就③凉,移卧檐下。及醒,见绝代丽人坐其旁,因诘问之。女曰:"我特来为汝作妇。"某惊曰:"无论贫人不敢有妄想,且奄奄一息,有妇何为!"女曰:"我能治之。"某曰:"我病非仓猝可除,纵有良方,其如无资买药何!"女曰:"我医疾不用药也。"遂以手按赵

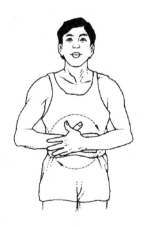

腹,力摩④之,觉其掌热如火。移时腹中痞块,隐隐作解拆声。又少时

欲登厕。急起走数武⑤，解衣大下，胶液流离，结块尽出，觉通体爽快。

【注解】 ① 税：租。② 症结：即"癥结"，结块。③ 就：趋、向。④ 摩：按摩。⑤ 武：古人以六尺为步，半步为武。

【白话文】 山东长山县赵某，从一户大姓人家处租了一间房居住。他腹中长了肿块，又孤苦贫困，病得奄奄一息，眼看就要死了。有一天，他极力支撑着病重的身体寻找凉爽的地方，移到屋檐下就躺下了。醒来以后，看见一位绝代佳人坐在自己身旁，就询问她。姑娘说："我是特地来给你做媳妇的。"赵某吃惊地说："且不说穷人不敢有这种妄想，如今我已奄奄一息，有妻子又有什么用？"姑娘说："我能治你的病。"赵某说："我的病不是短时间能够治好的。纵然有良方，没有钱买药又有什么办法！"姑娘说："我治病不用药。"于是就用手按着赵某的肚子，用力按摩，赵某觉得她的手掌像火一样热。过了一会儿，赵某腹中的结块隐隐约约地发出拆解分裂的声音。又过了一会儿，赵某就想上厕所。他急忙爬起来，走出几步，解开衣裤就大泻起来，黏液倾泻，结块都排出来了，只觉得浑身十分爽快。

南荒竹蔗

【出处】 〔汉〕东方朔《神异经》。

【原文】 南方荒中有涕竹，长数百丈，围①三丈六尺，厚八九寸，可以为船。其笋甘美，煮食之可以止创疠。南方有甘蔗之林，其高百丈，围三尺八寸，促②节多汁，甜如蜜，咋啮③其汁，令人润泽，可以节蚘虫。人腹中蚘虫④，其状如蚓，此消穀虫也。多则伤人，少则穀不消。是甘蔗，能灭多益少，凡蔗亦然。

【注解】 ① 围：一圈的长度。② 促：靠近，靠拢。③ 咋啮：啃咬。④ 蚘虫：蛔虫。

【白话文】 南方大荒之中有一种竹子叫"涕竹"，高数百丈，围长三丈六尺，厚八九寸，可以用来做船。它的笋味道很美，煮着吃可以治恶疮。南方有甘蔗的林子，高百丈，围长三尺八寸，节子紧凑且多汁甜蜜，品尝其汁液，使人皮肤润泽，可以防止生蛔虫。人腹中的蛔虫，像蚯蚓一样，这是消化食物的虫子。过多则会伤人，少了食物就消化不了。甘蔗能起到调节蛔虫多少的作用，凡是甘蔗都有此作用。

南宋佞医

【出处】 〔元〕脱脱等《宋史·列传第二百二十九》。

【原文】 王继先，开封人，奸黠善佞①。建炎②初以医得幸，其后浸③贵宠，世号王医师。至和安大夫④、开州团练使致仕⑤。寻⑥以覃恩⑦，改授武功大夫⑧，落致仕。给事中⑨富直柔奏："继先以杂流易前班，则自此转行无碍，深恐将帅解体。"帝曰："朕顷冒海气，继先诊视有奇效。可特书读。"直柔再驳，命乃寝。既而特授荣州防御使。

太后有疾，继先诊视有劳，特补其子悦道为阁门祗候。寻命继先主管翰林医官局，力辞。是时，继先用事，中外切齿，乃阳⑩乞致仕，以避人言。诏迁秩二等，许回授⑪。俄除右武大夫、华州观察使，诏余人毋得援例。吴贵妃进封，推恩迁奉宁军承宣使，特封其妻郭氏为郡夫人。

继先遭遇冠绝人臣，诸大帅承顺下风，莫敢少忤，其权势与秦桧埒。桧使其夫人诣之，叙拜兄弟，表里引援。迁昭庆军承宣使，又欲得节钺，使其徒张孝直等校《本草》以献，给事中杨椿阻之，计不行。

继先富埒王室，子弟通朝籍⑫，总戎寄⑬，姻戚党与盘据要途，数十年间，无能摇之者。

金兵将至，刘锜⑭请为战备，继先乃言："新进主兵官，好作弗靖，若斩一二人，和好复固。"帝不怿曰："是欲我斩刘锜乎？"

侍御史杜莘老劾其十罪，大略谓："继先广造第宅，占民居数百家，都人谓之快乐仙宫；夺良家妇女为侍妾，镇江有娼妙于歌舞，矫御前索之；渊圣⑮成丧，举家燕⑯饮，令妓女舞而不歌，谓之哑乐；自金使来，日辇重宝之吴兴，为避走计；阴养恶少，私置兵甲；受富民金，荐为阁职；州县大狱，以赂解免；诬姊奸淫，加之黥⑰隶；又于诸处佛寺建立生祠⑱，凡名山大刹所有，太半入其家。此特举其大者，其余擢发⑲未足数也。"

奏入，诏继先福州居住。其子安道，武泰军承宣史；守道，朝议大夫、直徽猷阁；悦道，朝奉郎、直秘阁；孙锜，承议郎、直秘阁：并勒停。放还良家子为奴婢者凡百余人。籍其赀以千万计，鬻⑳其田园及金银，并隶御前激赏库。其海舟付李宝，天下称快。

方继先之怙宠奸法，帝亦知之，故晚年以公议废之，遂不复起。孝宗即位，诏任便居住，毋至行在。淳熙八年，卒。

【注解】 ①佞：善辩，巧言谄媚。②建炎：南宋高宗的第一个年号。③浸：逐渐。④和安大夫：古官职名，是宋代医官中最高的官阶。⑤致仕：辞去官职。⑥寻：不久。⑦覃恩：广施恩泽。旧时多用以称帝王对臣民的封赏、赦免等。⑧武功大夫：古官职名。⑨给事中：古官职名，负责驳正政令之违失。⑩阳：同"佯"，假装。⑪回授：转授（官职）。⑫朝籍：在朝官吏的名册。⑬戎寄：委以军务。⑭刘锜：南宋抗金将领。⑮渊圣：宋钦宗的尊号。⑯燕：通"宴"。⑰黥：古代在人脸上刺字并涂墨之刑。⑱生祠：为活人建立的祠庙。⑲擢发：拔下头发（计数），形容很多。⑳鬻：卖。

【白话文】 王继先，开封人，为人奸诈狡猾，善于溜须拍马。建炎初年，王继先因医术高明受到皇帝的宠爱，此后日见贵宠，世人称作"王医师"。官至和安大夫、开州团练时，被迫辞官。不久皇帝大赦天下，改授王继先武功大夫一职。给事中富直柔上奏道："王继先由杂流医官一跃而至武臣前班，那么从此以后转升官阶就毫无限制了，恐怕其他将帅会因此而人心涣散。"皇帝说："我不久前染了海上潮气，王继先帮我诊断治疗，效果很好，可特别进行加封。"直柔再提反对意见，皇帝说自己要休息了。随后皇帝又特封王继先为荣州防御使。

太后生病，王继先诊治有功，朝廷特地补授他的儿子王悦道为阁门祗候。不久又令王继先主管翰林医官局，他极力推辞。当时，王继先受到宠信和重用，朝堂内外都很反感，于是王继先假意请求辞官，以避开别人的议论。宋高宗下诏为他升官两级，并且准许转授。不久皇帝又任命王继先为右武大夫、华州观察使，同时下诏说明其他人不得援引此例。吴贵妃进封，宋高宗施恩，升王继先为奉宁军承宣使，封他的妻子郭氏为郡夫人。

王继先备受宠信，贵极人臣，各路统帅俯首听命、甘拜下风，不敢稍有抵触，他的权势可以跟秦桧相比。秦桧派自己的夫人前去拜访，与王继先结拜为兄弟，内外勾结，互相支持。王继先升为昭庆军承宣使，又想做节度使，指使他的徒弟张孝直等人校订《神农本草经》进献给皇帝，给事中杨椿加以阻挠，王继先的企图没能实现。王继先家富比王室，家族中的子弟做朝官、管理军务、与人政治联姻，亲戚党羽盘踞要害部门，几十年间，没人能够动摇他的地位。

金兵南侵，刘锜请求加强战备，王继先却说："新近提拔的统兵官员，喜欢惹是生非，很不安分，如果杀掉一两个，跟金人的和约就可以重新巩固。"高宗不高兴地说道："这岂不是要让我杀掉刘锜吗？"

侍御史杜莘老弹劾王继先犯有十大罪状，大致是说："王继先大肆营造私家宅第，侵占民房达几百家，京城里的人称之为'快乐仙宫'；抢夺良家妇女做自己的小妾，镇江有个妓女擅长歌舞，王继先假称皇上需要将她要来；宋钦宗去世，王继先全家宴饮作乐，命令妓女光跳舞、不唱歌，称之为'哑乐'；从金使南来后，王继先每天往吴兴运送贵重宝物，企图逃避战乱；暗中豢养品行恶劣、胡作非为的年轻人，私自置办武器；接受富人钱财，推荐他出任官职；州县发生重大案件，犯人却因为贿赂了王继先而得以减免罪行；诬陷自己的亲姐犯有奸淫之罪，将她刺面为奴；又在各地的寺庙中为自己建造生祠，凡是名山大刹，大半成了王家的私产。这只是列举了他大的罪行，其他小罪多如头发，不可胜数。"

杜莘老的弹劾奏疏呈给皇帝后，高宗下诏发配王继先到福州居住。他的儿子王安道，武泰军承宣使；王守道，朝议大夫、直徽猷阁；王悦道，朝奉郎、直秘阁：孙子王锜，承议郎、直秘阁：全部免除官职。将王继先掠做奴婢的良家子女全部释放回家，共有一百多人。抄没王家财产，多达上千万，卖掉王家的田地、园林和金银，全部归入御前激赏库，作为犒赏前方将士之用。他的海船也被拨给李宝统领的水师，天下人拍手称快。

王继先恃宠作恶的时候，高宗实际上也知道他的不法行为，所以在晚年顺应舆论，将他废罢，不再起用。孝宗即位后，下诏允许王继先可以随便居住，但不得再到杭州。淳熙八年，王继先去世。

南阳医圣

【出处】〔唐〕甘伯宗《名医录》。

【原文】 南阳人，名机，仲景乃其字也。举孝廉①，官至长沙太守②，始受术于同郡③张伯祖。时人言，识用精微过其师。所著论，其言精而奥，其法简而详，非浅闻寡见者所能及。

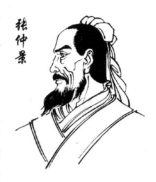

【注解】 ① 孝廉：孝廉是汉武帝时设立的察举考试，以任用官员的一种科目，孝廉是"孝顺亲长、廉能正直"的意思。② 太守：战国至秦朝时期郡守的尊称。汉景帝更名为太守，为一郡的最高行政长官。③ 郡：古代行政区域，郡和封国同是汉初地方高级的行政区划，郡直属于中央，封国则由分封诸王统治。

【白话文】 张仲景是南阳人，名为机，仲景是他的字。他被推荐为孝廉，从而一路做官到长沙的太守，一开始在同郡医家张伯祖处学医。那时候的人们传言，张仲景对医学的认识和运用精妙入微，超过了他的师父。他编写的论著，内容精深奥妙，医理条目简要又内容详尽，不是孤陋寡闻的人能比得上的。

彭祖修身

【出处】 〔宋〕李昉《太平广记》。

【原文】 彭祖者，姓篯讳铿，帝颛顼①之玄孙也。殷末已七百六十七岁，而不衰老。少好恬静，不恤②世务，不营③名誉，不饰车服，唯以养生治身为事。王闻之，以为大夫。常称④疾闲居，不与政事。善于补导之术，服水桂云母粉、麋角散，常有少⑤容。然性沈重，终不自言有道，亦不作诡惑变化鬼怪之事，窈然⑥无为。少周游，时还独行，人莫知其所诣⑦，伺候竟不见也。有车马而常不乘，或数百日，或数十日，不持资粮，还家则衣食与人无异。常闭气内息，从旦至中，乃危坐拭目，摩搦⑧身体，舐唇咽唾，服⑨气数十，乃起行言笑。其体中或瘦倦不安，便导引闭气，以攻所患。心存其体，面九窍，五脏四肢，至于毛发，皆令具至。觉其气云行体中，故于鼻口中达十指末，寻即体和。王自往问讯，不告。致遗珍玩，前后数万金，而皆受之，以恤⑩贫贱，无所留。

【注解】 ① 颛顼：上古帝王名，"五帝"之一，号高阳氏，相传为黄帝之孙。② 恤：操心。③ 营：谋求。④ 称：以……为托辞。⑤ 少：年轻的。⑥ 窈然：幽静貌，深沉貌。⑦ 诣：到……去。⑧ 搦：摩。⑨ 服：施行。⑩ 恤：救济。

【白话文】 彭祖姓篯名铿，是远古时代颛顼帝的玄孙。到殷代末年时，彭祖已经七百六十七岁了，但一点也不衰老。彭祖少年时就喜欢清静，对世上的事物没有兴趣，不追名逐利，不喜爱豪华的车马服饰，把修身养性看成头等大事。君王听说他的品德高洁，就请他出任大夫的官职。但彭祖常常以有病为借口，不参与政事。他非常精通补养和导引身体的方术，常服用"水桂云母粉""麋角散"等丹方，所以面容总像少年人那样年轻。然而彭祖的心性十分稳重，从来不说自己修炼得道的事，也不装神弄鬼地惑乱人心，清静无为。幽然独处，很少到处游历，就是出行，也是一个人独自走，人们不知道他到什么地方去，连他的仆从也不知道他去了哪儿。彭祖有车有马但很少乘用，出门时常常不带路费和口粮，一走就是几十天甚至几百天，但回来时仍和平常一样非常健康。平时他常常静坐屏气，心守丹田从早晨一直到中午都端端正正地坐着，用手轻揉双眼，轻轻按摩身体的各个部位，用舌头舐嘴唇吞咽唾液，运上几十次气，然后才收功，起来散步谈笑。如果他偶尔感到身体疲倦或不舒服，就运用导引闭气的方法来治疗体内的病患。让胸中所运的气散布到身体的各部位，不论头面、九窍、五脏四肢，以至于身上的毛发，都让气逐一走到。这时就会觉得气像云一样在身体中运行，从鼻子、嘴一直通到十指的末端，不一会儿就觉得通体十分舒畅了。君王去看望彭祖时，也常常不通知他。偷偷留下些珍宝玩物赏给他就走了，君王给彭祖的赏赐前后有几万金，彭祖也都接受下来，用来救济穷苦的人们，自己一点也不留。

剖脑治风

【出处】 〔宋〕李昉《太平广记》。

【原文】 江淮州郡，火令最严，犯者无赦。盖多竹屋，或不慎之，动则千百间立成煨烬①。高骈镇维扬之岁，有术士之家延火，烧数千户。主者录之，即付于法。临刃，谓监刑者曰："某之愆②尤，一死何以塞③责。然某有薄技，可以传授一人，俾④其救济后人，死无所恨矣。"时骈延待⑤方术之士，恒如饥渴。监行者即缓之，驰白于骈。骈召入，亲问之。曰："某无他术，唯善医大风。"骈曰："可以核之。"对曰："但于福田院选一最剧者，可以试之。"遂如言。乃置患者于密室中，饮以乳香酒数升，则懵然无知，以利刀开其脑缝，挑出虫可盈掬⑥，长仅二寸。然以膏药封其疮，别与药服之，而更节⑦其饮食动息之候。旬余，疮尽愈。才一月，眉须已生，肌肉光净，如不患者。骈礼术士为上客。

【注解】 ①煨烬：灰烬，燃烧后的残余物。②愆：罪过。③塞：抵过。④俾：使。⑤延待：邀请接待。⑥盈掬：满捧。⑦节：约束。

【白话文】 江淮一带的州郡，火令是最严厉的，违犯火令的人一律严惩，决不放过。当地多盖竹屋，倘若不小心，一着火千百间房屋就立刻化为灰烬。高骈镇守维扬的时候，有位术士家着火蔓延开了，烧毁了几千家。主持防火的人把这事记录下来，依法惩办。临刑时，术士对行刑的人说："我犯下的罪过，用一死怎么能抵得了呢？但是我有点小技术，可以传授给一个人，让他救济后人，我就死而无憾了。"当时高骈寻求方术之士的心情，一直如饥似渴。监刑者听了这位术士的一番话后，立刻暂缓执行，骑马飞驰去告诉高骈。高骈召术士进来，亲自问他。术士说："我没有别的技术，只善于治麻风病。"高骈说："可以验证一下。"术士回答说："只在福田院里选一个最严重的病人，可以试一下。"于是依照术士说的，选了一个最重的病人。术士把病人送进一间密室中，给他喝了几升乳香酒，酒后病人就朦胧迷糊什么也不知道了。术士用快刀剖开他的脑缝，从里面挑出满捧二寸之长的小虫，然后用膏药封住疮口，又另外给药内服。而且特别注意节制病人的饮食、运动和休息。十多天后，病人的疮口全好了。刚刚一个月，病人的眉毛、胡须都已经长出来了，肌肉光滑洁净，与没患过麻风病的人一样。高骈礼待这位术士，尊他为上客。

弃儿行医

【出处】 〔元〕脱脱等《辽史·方技》。

【原文】 直鲁古，吐谷浑①人。初，太祖破吐谷浑，一骑士弃橐②，反射不中而去。及追兵开橐视之，中得一婴儿，即直鲁古也。因所俘者问其故，乃知射橐者婴之父也。世善医，虽马上视疾，亦知标本。意不欲子为人所得，欲杀之耳。由是进于太祖，淳钦皇后收养之。长亦能医，专事针灸。太宗时，以太医给侍③。尝撰《脉诀》《针灸书》，行于世。年九十卒。

【注解】 ① 吐谷浑：亦称吐浑，古代西北民族及其所建政权名称。② 橐：口袋。③ 给侍：供职。

【白话文】 直鲁古，吐谷浑人。当初，辽太祖攻破吐谷浑，一名骑兵丢下一个口袋，转身放箭，没有射中就逃走了。追兵打开口袋，发现里边有一个婴儿，就是直鲁古。太祖向俘虏询问原因，才知道射击袋子的人是婴儿的父亲。这家人世代擅长医术，即使骑在马上看病，也知道病情的表象和病因。他不愿儿子被别人得到，所以打算射死他。直鲁古被进献给太祖，淳钦皇后收养了他。直鲁古长大后也擅长医术，专门从事针灸。辽太宗时，直鲁古供职太医。他写了《脉诀》《针灸书》，流传于世。直鲁古九十岁时去世。

弃仕从医

【出处】 〔元〕脱脱等《金史·李庆嗣、纪天锡传》。

【原文】 李庆嗣，洺①人。少举进士不第，弃而学医，读《素问》诸书，洞晓其义。天德②间，岁大疫，广平尤甚，贫者往往阖门卧病。庆嗣携药与米分遗③之，全活者众。庆嗣年八十余，无疾而终。所著《伤寒纂类》四卷、《改证活人书》三卷、《伤寒论》三卷、《针经》一卷，传于世。

纪天锡，字齐卿，泰安人。早弃进士业，学医，精于其技，遂以医名世。集注《难经》五卷，大定十五年上其书，授医学博士④。

【注解】 ① 洺：古地名，在今河北省永年县。② 天德：金代海陵王完颜亮的年号。③ 遗：给予，赠送。④ 博士：古官职名，因精通一艺，从事教授生徒。

【白话文】 李庆嗣，洺人。年轻的时候参加科举考试考进士落榜了，于是放弃仕途转而学习医学。他专心研读《素问》等经典医学典籍，把书中的理论含义全都理解明白了。金天德年间，瘟疫流行，尤其以广平为重，贫困穷苦的人往往全家卧病不起。李庆嗣将药和粮食分发赠送给他们，救活了许多人。李庆嗣活到八十多岁，没有任何疾病，最终寿终正寝。他平生所著的《伤寒纂类》四卷、《改证活人书》三卷、《伤寒论》三卷、《针经》一卷，都流传在世上。

纪天锡，字齐卿，泰安人。早年放弃仕途转而学习医学，精于医术，于是以医为业，闻名于世。他集注《难经》五卷，在金大定十五年进献给朝廷，朝廷封他为医学博士。

器酸治疠

【出处】 〔先秦〕佚名《山海经》。

【原文】 又东北七十里，曰咸山①，其上有玉，其下多铜，是多松柏，草多芷草。条菅之水出焉，而西南流注于长泽。其中多器酸，三岁一成，食之已疠②。

【注解】 ① 咸山：位于北三次经首东北四百七十里处。② 疠：为具有强烈传染性的致病邪气。

【白话文】 马成山再往东北七十里，是咸山，山上盛产玉石，山下盛产铜，这里到处是松树和柏树，在所生长的草中以芷草为多。条菅河从这座山发源，然后向西南流入长泽。水中多出产器酸，这种器酸三年才成一次，吃了它就能治愈人的瘟疫。

钱塘医者

【出处】　〔民国〕赵尔巽《清史稿·艺术一》。

【原文】　高世栻，字士宗，与志聪同里。少家贫，读时医通俗诸书，年二十三即出疗病，颇有称。后自病，时医治之，益剧；久之，不药[①]，幸愈。翻然[②]悔曰："我治人，殆亦如是，是草菅人命也。"乃从志聪讲论轩、岐、仲景之学，历十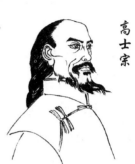年，悉窥精奥。遇病必究其本末，处方不同流俗。志聪著《本草崇原》，未竟，世栻继成之。又注《伤寒论》。晚著《医学真传》，示门弟子。自述曰："医理如剥蕉，剥至无可剥，方为至理。以之论病，大中至正[③]，一定不移。古人云：'不知十二经络，开口举手便错；不明五运六气，读尽方书无济。病有标有本，求其标，只取本，治千人，无一损。'故示正道，以斥旁门[④]，使学者知所慎。"

【注解】　① 不药：不服药。② 翻然：也作幡然，指很快而彻底地（改变）。③ 大中至正：极为公正，不偏不倚。④ 旁门：非正统的门类、流派或不正经的东西。

【白话文】　高世栻，字士宗，与张志聪是同乡。年少时家中贫困，他熟读了当时医者所著一些浅显易懂的医书后，二十三岁便开始给人看病，很是受到一些称赞。后来高世栻自己患病，请医生诊治，反而越来越严重；过了很长时间，仍没有效果，不再服用药物，所幸后来病愈。高世栻幡然悔悟道："我给人治病，大概也是这样，这是草菅人命啊。"于是他跟随张志聪一起研究岐黄之术和仲景学说，历时十年,终于全面领悟了医学的精髓。他遇到疾病必定追源溯本,处方不流于俗。张志聪著《本草崇原》,但没有完成,高世栻接手将书写完。另外还对《伤寒论》进行注解。晚年著《医学真传》给门下弟子看。他说:"探究医理就如同剥蕉,剥到不能再剥了,才是最精深的道理。用它来探讨病证,才是最中正的,不会出现偏颇。古人有云'不知道十二经络的,举手投足之间便会出错;不清楚五运六气的,读再多方书也无用。疾病有表面征象也有致病根本,研究其表面征象,探求其致病的根本原因,就算治疗一千个人也不会出现一个问题。'因此,用这本书来揭示正确的道理和准则,批判那些旁门左道,让学医之人知道需要注意的问题。"

青鸟送药

【出处】〔东晋〕干宝《搜神记》。

【原文】 颜含,字宏都,次嫂樊氏,因疾失明。医人疏方①,须蚺蛇②胆,而寻求备至,无由得之。含忧叹累时,尝③昼独坐,忽有一青衣童子,年可④十三四,持一青囊授含,含开视,乃蛇胆也。童子逡巡⑤出户,化成青鸟飞去。得胆,药成,嫂病即愈。

【注解】 ① 疏方:开药方。② 蚺蛇:蟒蛇。③ 尝:曾经,一度。④ 可:大约。⑤ 逡巡:一刹那。

【白话文】 颜含,字宏都,他的二嫂樊氏,因病双目失明。医生开了处方,必须用蟒蛇的胆配药,但到处寻找也无法找到。颜含忧虑叹息了好长时间。曾经有一次,他白天独自一人坐在家里,忽然有一个穿青衣的小孩,年龄十三四岁,拿着一只青色口袋送给他。颜含打开口袋一看,正是蛇胆。小孩很快就走出门去,变成青鸟飞走了。得到蛇胆配齐药,他嫂嫂的病立即就痊愈了。

青丘奇物

【出处】 〔先秦〕佚名《山海经》。

【原文】 又东三百里,曰青丘之山①,其阳②多玉,其阴③多青䨼。有兽焉,其状如狐而九尾,其音如婴儿,能食人,食者不蛊。有鸟焉,其状如鸠,其音若呵④,名曰灌灌,佩之不惑。英水出焉,南流注于即翼之泽。其中多赤鱬,其状如鱼而人面,其音如鸳鸯,食之不疥。

【注解】 ① 青丘山:位于鹊山东两千三百五十里。② 阳:指山的向阳面,南面。③ 阴:指山的背阴面,北面。④ 呵:大声呵斥。

【白话文】 基山再往东三百里,是青丘山,山南阳面盛产玉石,山北阴面多出产青䨼。山中有一种野兽,形状像狐狸却长着九条尾巴,吼叫的声音与婴儿啼哭相似,能吞食人,吃了它的肉就能预防蛊病。山中还有一种禽鸟,形状像斑鸠,鸣叫的声音如同人大声呼叫,名称是灌灌,把它的羽毛插在身上使人不迷惑。英水从这座山发源,然后向南流入即翼之泽。泽中有很多赤鱬,形状像鱼却有一副人的面孔,发出的声音如同鸳鸯,吃了它的肉就能使人不生疥疮。

清净守一

【出处】 〔元〕脱脱等《宋史·列传第二百二十一》。

【原文】 皇甫坦①,蜀之夹江人,善医术。显仁太后②苦目疾,国医不能疗,诏募他医,临安守臣③张俟以坦闻。高宗召见,问何以治身,坦曰:"心无为则身安,人主无为则天下治。"引至慈宁殿治太后目疾,立愈。帝喜,厚赐之,一无所受。令持香祷青城山,还,复召问以长生久视④之术,坦曰:"先禁诸欲,勿令放逸。丹经万卷,不如守一⑤。"帝叹服,书"清静"二字以名其庵,且绘其像禁中⑥。

荆南⑦帅李道雅⑧敬坦,坦岁谒道。隆兴⑨初,道入朝,高宗、孝宗问之,皆称皇甫先生而不名。坦又善相人,尝相道中女必为天下母,后果为光宗后。

【注解】 ① 皇甫坦:字履道,南宋医家,精医,尤精眼科。② 显仁太后:宋高宗赵构生母。③ 守臣:镇守一方的地方官。④ 久视:不老,耳目不衰,形容长寿。⑤ 守一:道家修养之术,谓专一精思以通神。⑥ 禁中:也作"禁内",封建帝王所居的宫苑,因不许人随便进出,故称。⑦ 荆南:又称南平、北楚,是五代时十国之一,高季兴所建。⑧ 雅:此处表示尊敬他人的敬辞。⑨ 隆兴:宋孝宗赵眘的年号。

【白话文】 皇甫坦,四川夹江人,擅长医术。显仁太后受眼病之苦,太医们都治不好,皇帝下旨向全国招募医生,临安地方官张俟听闻皇甫坦的名气,向皇帝推荐了他。宋高宗召见皇甫坦,问他怎样调理身体保持健康,皇甫坦说:"顺其自然不要有太多烦恼,身体就会健康,君主顺应民意,无为而治,天下就太平。"他被带到慈宁殿治疗太后的眼病,很快见效。皇帝大喜,要重重地赏赐,但他什么也没有接受。不久,高宗又遣使者送御香到青城山祭拜,回朝后,高宗又召见皇甫坦,询问长生不老的方法,他说:"首先要控制各种欲望,不要让身心肆意放纵。虽然有很多关于长生不老的丹药和经书,却不如安神定志,宁静守一。"皇帝叹服,题写"清静"二字为皇甫坦的道观命名,并绘制了皇甫坦的画像放置在自己的宫里。

荆南的大帅李道非常尊敬皇甫坦，皇甫坦每年都会为他讲经说道。隆兴初年，李道觐见南宋皇帝，高宗、孝宗向他问起皇甫坦都称其皇甫先生，而不是直接称呼他的名字。皇甫坦还善于给人看相，他曾经说李道的女儿有母仪天下之相，后来她果然成为宋光宗的皇后。

清末名医

【出处】〔民国〕赵尔巽《清史稿·艺术一》。

【原文】 费伯雄①，字晋卿。与澍②同邑，居孟河③，滨江。咸、同间以医名远近，诣诊者踵相接④，所居遂成繁盛之区。持脉知病，不待问。论医，戒⑤偏戒杂。谓古医以"和缓"命名，可通其意。著书曰《医醇》，毁于寇。撮其要，成《医醇賸义》，附方论。大旨谓常病多，奇病少，医者执简，始能驭繁，不可尚异。享盛名数十年，家以致富，子孙皆世其业。伯雄所著，详于杂病，略于伤寒，与懋修、澍宗旨并不同。清末江南诸医，以伯雄为最著。

【注解】 ① 费伯雄：生卒年 1800—1879，清末名医，号砚云子，其医学思想以"醇正""缓和"为特色。② 澍：即邹澍（1790—1844），字润安，清代医家。③ 孟河：今江苏省常州市孟河镇，有河名孟河。④ 踵相接：脚跟着脚，形容人多。⑤ 戒：忌讳。

【白话文】 费伯雄，字晋卿。与邹澍同乡，居住于武进孟河边。咸丰、同治年间以医术远近闻名，前来找他看病的人络绎不绝，故其居住的地方逐渐成为繁盛地区。费伯雄通过把脉就能知道疾病，不需要询问病人。他认为学医最为忌讳偏和杂。说古代医生都以"和缓"命名，可知其意。著作有《医醇》，毁于战乱。费伯雄选取其中的主要内容，重新编成《医醇賸义》，附有方论。大意指出寻常的疾病多，奇怪的疾病少，医者应该执简驭繁，不可以一味追求标新立异。费伯雄享有盛名数十年，因为医而致富，子孙皆习医。费伯雄的著作，详细谈论杂病，较少言及伤寒，与陆懋修、邹澍的宗旨并不相同。清末江南众多医生中，以费伯雄最为有名。

清水复春

【出处】〔南朝宋〕刘敬叔《异苑》。

【原文】 荥阳郑鲜之，字道子，为尚书左仆射①。女脚患挛②癖，就③王仆医，仆阳④清水浇之，余浇庭中枯衰树，树既生，女脚亦差。

【注解】 ① 尚书左仆射：官名，秦始置，汉以后因之，汉成帝建始四年，初置尚书五人，一人为仆射，位仅次尚书令，职权渐重。② 挛：肌肉收缩，不能伸展。③ 就：前往。④ 阳：通"扬"，举起。

【白话文】 荥阳郑鲜之，字道子，任尚书左仆射之职。他女儿的脚患上拘挛的毛病，前往王仆处治疗，王仆举起清水浇在脚上，剩下的浇在庭中枯萎的树上，随后树复活且生长，他女儿的脚病也好了。

求如奇物

【出处】〔先秦〕佚名《山海经》。

【原文】 北山经之首，曰单狐之山，多机木①，其上多华②草。逢水出焉,而西流注于泑水,其中多芘石、文石。又北二百五十里,曰求如之山,其上多铜,其下多玉,无草木。滑水出焉,而西流注于诸毗之水。其中多滑鱼,其状如鳝,赤背,其音如梧,食之已疣。其中多水马,其状如马,文臂③牛尾,其音如呼。

【注解】 ① 机木:桤木。② 华:茂盛。③ 文臂:前腿有花纹。

【白话文】 北方第一列山系之首叫作单狐山,有茂密的桤木,也有茂盛的草。滢水从这座山发源,然后向西流入泑水,水中有很多芘石、文石。再往北二百五十里,是求如山,山上蕴藏着丰富的铜矿,山下有丰富的玉石,但没有花草树木。滑水从这座山发源,然后向西流入诸毗水。水中有很多滑鱼,形状像鳝鱼,背部红色,发出的声音像人支支吾吾的话语,吃了它的肉就能治好人的疣子。水中还生长着很多水马,形状像马,前腿上有花纹,尾巴像牛,发出的声音像人呼喊。

儒门大医

【出处】 〔元〕脱脱等《金史·张从正传》。

【原文】 张从正①,字子和,睢州②考城③人。精于医,贯穿《难》《素》之学,其法宗刘守真④,用药多寒凉,然起疾⑤救死多取效。古医书有《汗下吐法》,亦有不当汗者汗之则死,不当下者下之则死,不当吐者吐之则死,各有经络脉理,世传黄帝、岐伯所为书也。从正用之最精,号"张子和汗下吐法"。妄庸⑥浅术习其方剂,不知察脉原⑦病,往往杀人,此庸医所以失其传之过也。其所著有"六门、二法"之目⑧,存于世云。

【注解】 ① 张从正：生卒年 1156—1228，金元四大家之一，号戴人，其对汗、吐、下三法的运用有独到的见解，形成了以攻邪治病的独特风格，被后世称为"攻下派"的代表，代表作《儒门事亲》记载了各种疾病的临床治疗，并附有医案，对研究攻邪派的学术思想具有重要参考价值。② 睢州：古地名，即今河南省商丘市睢县。③ 考城：古地名，今河南省商丘市民权县王庄寨乡吴屯或河南省兰考县小宋集北四里北沙岗。④ 刘守真：即刘完素。⑤ 起疾：使病者恢复健康。⑥ 妄庸：指凡庸妄为的人。⑦ 原：探究根源。⑧ "六门、二法"之目：六门、三法一类的著作。

【白话文】 张从正，字子和，睢州考城人。他的医术精湛，继承了《难经》《素问》等典籍的理论与观点，他推崇刘完素的治疗方法，多用寒凉之药，然而在治病救人中往往能见效。古代有医书名叫《汗下吐法》，其中也有关于不该用而用汗法会致死，不该用而用泻法会致死，不该用而用吐法会致死的说法，各自都有相关的经络和脉象理论，传说这书是黄帝和岐伯所著。张从正将汗、吐、下三法使用得最为精妙，被世人称为"张子和汗下吐法"。那些庸医只知沿用张子和的方剂，不明白要细细诊察病人的脉象，探究病因病机的根源，常常给病人带来性命之忧，这就是庸医没有真正掌握汗、下、吐法造成的。张从正有六门、三法一类的著作留存于世。

三点太医

【出处】 〔民国〕柯劭忞《新元史·方技篇》。

【原文】 刘岳，字公泰，南康①星子②人。祖闻，宋名医。岳读书于白鹿洞书院③,能世其家学。世祖定江南,有司④以岳应聘。召对便殿⑤,命以奉议大夫、官太医院使。称为刘三点,以指三下,即知受病之源也。未几,改翰林学士、知制诰⑥同修国史。出为建昌路推官⑦,卒。

【注解】 ①南康:即南康路,元代辖区名,隶属江西行中书省。②星子:古地名,今江西省九江市星子县。③白鹿洞书院:位于江西庐山五老峰南麓,与湖南长沙的岳麓书院、河南商丘的应天书院、河南登封的嵩阳书院合称为"中国四大书院"。④有司:指主管某部门的官吏。古代设官分职,各有专司,故称有司。⑤便殿:正殿以外的别殿,古时帝王休息消闲之处。⑥知制诰:掌管起草诰命之意,后用作官名。⑦推官:古官职名,元代各路总管府及各府均沿置,掌治刑狱。

【白话文】 刘岳,字公泰,南康星子人。祖父刘闻为宋代的名医。刘岳在白鹿洞书院读书,继承家学。元世祖平定江南之后,有官吏将刘岳推荐给皇帝。皇帝在别殿召见了他,封他为奉议大夫,任命为太医院院使。当时人们称刘岳为"刘三点",因为其医术高明,用手指抚按三下,就能知道发病的根源。不久,刘岳被封为翰林学士,掌管起草诰命并修撰国史。后来,刘岳离开京城到建昌路做推官,并在那里去世。

三棱草汁

【出处】 〔宋〕李昉《太平广记》。

【原文】 唐河东裴同父,患腹痛数年,不可忍。嘱其子曰:"吾死后，必出吾病。"子从之。出得一物，大如鹿条脯。悬之久干。有客窃之，其坚如骨，削之，文彩①焕发。遂以为刀把子，佩之。在路放马，抽刀子割三棱草，坐其上，把尽消成水。客怪之，回以问同。同泣，具②言之。后病状同者，服三棱草汁多验。

【注解】 ① 文彩：艳丽而错杂的色彩。② 具：详细。

【白话文】 唐代河东人裴同的父亲，得腹痛病好多年，疼痛起来不可忍受。他嘱咐儿子说："我死后，一定要把病灶从肚子里拿出来。"儿子照他的话做了。取出来一样东西，像鹿条脯那么大。把它悬挂起来，时间久了就干了。有一位门客把这东西偷了去，见这东西坚硬如骨，用刀一削纹彩还很漂亮。就把它做成刀把，佩带在身上。有一天他在路边放马，抽出刀来割三棱草，坐在上面，那刀把便化成水。这位门客感到奇怪，就回去问裴同。裴同哭了，把详情告诉了他。后来有病状与裴同父亲相同的，服下三棱草的浆汁，大多都灵验。

扫叶庄主

【出处】 〔民国〕赵尔巽《清史稿·艺术一》。

【原文】 雪①，字生白，自号一瓢。少学诗于同郡叶燮。乾隆初，举②鸿博③，未遇。工④画兰，善拳勇⑤，博学多通，于医时有独见。断人生死不爽⑥，疗治多异迹。生平与桂不相能⑦，自名所居曰扫叶庄，然每见桂处方而善，未尝不击节⑧也。著《医经原旨》，于《灵》《素》奥旨，具有发挥。世传《湿温篇》，为学者所宗，或曰非雪作。其医案与桂及缪遵义⑨合刻。

【注解】 ① 雪：薛雪（1661—1750），号一瓢，又号槐云道人、磨剑道人、牧牛老朽，江苏吴县（今属苏州）人。著《湿热条辨》，该书对湿热之辨证论治有进一步发挥，丰富并充实了温热病学的内容，对温热病的发展有相当贡献。② 举：古代指科举取士。③ 鸿博：清代科举设博学鸿词科，亦称鸿博。④ 工：善于，长于。⑤ 拳勇：拳术，拳击。⑥ 不爽：无差错。⑦ 相能：彼此亲善和睦。⑧ 击节：打拍子，表示得意或赞赏。⑨ 缪遵义：清代官员、医家。

【白话文】 薛雪，字生白，自号一瓢。少年时期曾向同郡的叶燮学习诗文。乾隆初年，薛雪考科举但没有成功。他还擅长绘画和拳术，才识广博，对于医学常有自己的独特见解。他判断一个人的生死一般没有差错，给人治病也多有很好的效果。薛雪因与叶桂关系紧张，所以将自己的居处命名为"扫叶庄"，但是他每次看到叶桂处方的精妙之处，都要拍掌叫好。薛雪著有《医经原旨》，对于《灵枢》和《素问》的奥妙都有所发挥。民间流传的薛雪的《湿热条辨》，为学医的人所推崇，也有人说它并非薛雪所著。薛雪的医案和叶桂以及缪遵义一起刊印。

山林隐士

【出处】 〔民国〕赵尔巽《清史稿·艺术一》。

【原文】 邹澍①，字润安，江苏武进人。有孝行，家贫绩学②，隐于医。道光初，诏举山林隐逸，乡人议以澍名上，固辞。澍通知天文推步③、地理形势沿革，诗古文亦卓然成家，不自表襮④。所著书，医家言为多。《伤寒通解》《伤寒金匮方解》《医理摘要》《医经书目》，并不传。

所刊行者,《本经疏证》《续疏证》《本经序疏要》。深究仲景制方精意,成一家之言。

【注解】 ① 邹澍:生卒年 1790—1844,清代医家。② 绩学:谓治理学问,亦指学问渊博。③ 推步:推算天象历法。古人谓日月转运于天,犹如人之行步,可推算而知。④ 表襮:暴露,显露。

【白话文】 邹澍,字润安,江苏武进人。他孝顺父母,虽然家中贫困,但爱好学习且知识渊博,他隐居家中,为乡人看病。道光初年,皇帝下诏推举山林隐逸之士,同乡的人商量着要将邹澍上报,他却坚持辞谢。邹澍通晓天文、历法、地理、形势、沿革,诗文也卓然成家,却不喜欢自我显露。他所著的书,关于医学方面的较多。他写的《伤寒通解》《伤寒金匮方解》《医理摘要》《医经书目》没有流传下来。刊行发布的有《本经疏证》《续疏证》《本经序疏要》。邹澍深刻探究仲景制方的精妙意思,最终成一家之言。

上古苗父

【出处】 〔西汉〕刘向《说苑·辨物》。

【原文】 吾闻上古之医者,曰苗父。苗父之为医也,以菅①为席,以刍②为狗,北面而祝,发十言耳,诸扶而来者,舆③而来者,皆可平复如故。

【注解】 ① 菅:多年生草本植物,多生于山坡草地,很坚韧,可做炊帚、刷子等,杆、叶可做造纸原料。② 刍:喂牲畜的草料。③ 舆:通"舁",共同抬。

【白话文】 我听说上古的名医叫苗父,他行医的时候把菅草编成席子（铺在地上），用草编成狗，面向北面念咒语，仅仅数十句咒语，被搀扶而来的，被抬着来的，都痊愈和以往一样。

上古巫医

【出处】〔先秦〕佚名《山海经·大荒西经》。

【原文】　大荒之中，有山名曰丰沮玉门，日月所入。有灵①山，巫咸、巫即、巫盼、巫彭、巫姑、巫真、巫礼、巫抵、巫谢、巫罗十巫，从此升降，百②药爰③在。

【注解】　① 灵：古时候以巫为灵。② 百：喻很多。③ 爰：于是，就。

【白话文】　在大荒的当中，有名叫丰沮玉门的山隘，是太阳和月亮降落的地方。有座巫山，巫咸、巫即、巫盼、巫彭、巫姑、巫真、巫礼、巫抵、巫谢、巫罗十个巫师，从这座山升到天上和下到世间，各种各样的药物就生长在这里。

少阴鬼脉

【出处】〔清〕蒲松龄《聊斋志异》。

【原文】　三日乃来，复求药。生恨其迟，词多诮让①。九郎曰："本不忍祸君，故疏之。既不蒙见谅，请勿悔焉。"由是燕会无虚夕。凡三日必一乞药，齐怪其频，曰："此药未有过三服者，胡久不瘳？"因裹三剂并授之。又顾生曰："君神色黯然，病乎?"曰："无。"脉之，惊曰："君有鬼脉②，病在少阴③，不自慎者殆④矣!"归语九郎。九郎叹曰："良医也! 我实狐，久恐不为君福。"生疑其诳，藏其药不以尽予，虑其弗至也。居无何⑤，果病。延齐诊视，曰："曩不实言，今魂气已游墟莽⑥，秦缓⑦何能为力?"九郎日来省⑧侍，曰："不听吾言，果至于此!"生寻死，九郎痛哭而去。

【注解】 ① 诮让：责问。② 鬼脉：谓脉象沉细有鬼气，为将死之兆。③ 少阴：人体经络名，即肾经。病在少阴者，脉常微细，嗜睡。④ 殆：危险。⑤ 居无何：过了不久。⑥ 墟莽：荒野。⑦ 秦缓：春秋时秦国的良医，名缓，他曾奉命为晋景公治病，发现晋景公已病入膏肓，不能医治。⑧ 省：探望。

【白话文】 过了三天，九郎再来取药。何生恨他来得太晚，话里话外流露出责怪之意。九郎说："我本不想加害于你，所以才想方设法疏远你。既然你不体谅我这片苦心，以后的事可不要后悔。"于是二人夜夜欢会，一天不拉。过三天何生必进城求一次药。王太医对他如此频繁取药很奇怪，说："这药没有吃过三服以上的，是什么病这样经久不好?"因而包了三剂药一块给了何生。接着，又看了看何生的面色道："我看你神色黯淡，有什么病吧?"何生说："没什么病。"给何生号完脉，王太医道："你有鬼脉，病在少阴脉上，如果不慎重对待，好好治疗，那就危险了。"何生回到家，就把这番话告诉了九郎。九郎叹气道："真是良医啊! 我其实是一只狐狸，时间长了恐怕对你是不利的。"何生怀疑他是骗人，就把药藏起来，每次都不给他足量，怕他以后不再来。过了不久，何生果然生了病，请王太医去诊治，王太医说："前一阵你不说实话，如今真魂已经离开躯体，我又何能为力?"九郎时常来看护，对何生道："不听我的话，果然到了这种地步!"不久，何生病故，九郎痛哭而去。

神农鞭百草

【出处】 〔西晋〕干宝《搜神记》。

【原文】 神农以赭鞭①鞭百草,尽知其平毒②寒温之性,臭味③所主,以④播百谷,故天下号神农也。

【注解】 ① 赭鞭:赤色的鞭。② 平毒:这里指草药有毒或无毒。平,即无毒。③ 臭味:气味,味道。这里指酸、咸、甘、苦、辛五味。④ 以:根据。

【白话文】 神农用赤色鞭子鞭打各种草木,从而全部了解了它们的无毒、有毒、寒热、温凉的性质,以及酸、咸、甘、苦、辛五味所主治的疾病,然后根据这些经验再播种各种谷物,所以天下的百姓叫他"神农"。

神农尝百草

【出处】 〔西汉〕刘安《淮南子·修务训》。

【原文】 古者,民茹①草饮水,采树木之实,食蠃蛖②之肉,时多疾病毒伤之害。于是神农乃始教民播种五谷,相土地宜,燥湿肥硗③高下,尝百草之滋味,水泉之甘苦,令民知所辟就④。当此之时,一日而遇七十毒。

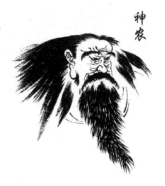
神农

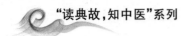

【注解】 ① 茹:吃。② 蠃蠬:蠃通"螺",蠬通"蚌"。③ 埆:同"硗",土地坚硬而瘠薄。④ 辟就:避开和接近,指取舍。

【白话文】 远古时候,百姓吃野菜、喝生水,采树上的果实充饥,吃螺蚌肉果腹,在那期间经常受到疾病和毒物的伤害。在这种情况下,神农便开始教导百姓播种五谷,观察土壤的干燥潮湿、肥沃贫瘠、地势高低,看它们各适宜种什么样的农作物。神农还品尝百草的滋味、泉水的甜苦,让百姓知道怎样避开有害的东西、趋就有益的事物。那个时候,神农一天之中要遭受七十余次的毒害。

神兽治腊

【出处】 〔先秦〕佚名《山海经》。

【原文】 西山经华山之首,曰钱来之山,其上多松,其下多洗石。有兽焉,其状如羊而马尾,名曰羬羊,其脂可以已腊①。西四十五里,曰松果之山。濩水出焉,北流注于渭,其中多铜。有鸟焉,其名曰螐渠,其状如山鸡,黑身赤足,可以已月暴②。

【注解】 ① 腊:皮肤皲裂。② 月暴:皮肤皱起。

【白话文】 西部华山山系第一座山,名叫钱来山,山上有许多松树,山下有很多洗石。山中有一种野兽,形状像普通的羊却长着马的尾巴,名称是羬羊,羬羊的油脂可以护理治疗干裂的皮肤。钱来山往西四十五里,是松果山。濩水从这座山发源,向北流入渭水,其中多产铜。山中有一种鸟,名称是螐渠,形状像山鸡,黑色的身子和红色的爪子,可以用来治疗皮肤干燥起皱。

神医扁鹊

【出处】 〔西汉〕司马迁《史记·扁鹊仓公列传》。

【原文】 扁鹊①者,勃海②郡郑③人也,姓秦氏,名越人。少时为人舍长④。舍客长桑君过,扁鹊独奇之,常谨遇之。长桑君亦知扁鹊非常人也。出入十余年,乃呼扁鹊私坐,间⑤与语曰:"我有禁方,年老,欲传与公,公毋泄。"扁鹊曰:"敬诺。"乃出其怀中药予扁鹊:"饮是以上池之水⑥,三十日当知物矣。"乃悉取其禁方书尽与扁鹊。忽然不见,殆非人也。扁鹊以其言饮药三十日,视见垣一方人。以此视病,尽见五藏症结,特以诊脉为名耳。为医或在齐,或在赵。在赵者名扁鹊。

······ ······

扁鹊名闻天下。过邯郸,闻贵妇人,即为带下医⑦;过雒阳⑧,闻周人爱老人,即为耳目痹医;来入咸阳,闻秦人爱小儿,即为小儿医:随俗为变。秦太医令李醯自知伎不如扁鹊也,使人刺杀之。至今天下言脉者,由⑨扁鹊也。

【注解】 ① 扁鹊:生卒年前 407—前 310,姓秦,名越人,又号卢医,春秋战国时期名医,由于他的医术高超,被认为是神医,所以当时的人们借用了上古神话黄帝时期的神医"扁鹊"的名号来称呼他。扁鹊奠定了中医学的切脉诊断方法,开启了中医学的先河,相传有名的中医典籍《难经》为扁鹊所著。② 勃海:中国古代行政区划中的一个郡,在今河北沧州一带。③ 郑:今河北沧州任丘市。④ 舍长:旅舍的主管人。⑤ 间:私下。⑥ 上池之水:未沾到地面的水。⑦ 带下医:妇科医生。⑧ 雒阳:即洛阳。⑨ 由:遵循。

【白话文】　扁鹊是勃海郡郑人，姓秦，名越人。年轻时做旅舍的主管人。有个叫长桑君的客人到旅舍来，只有扁鹊认为他是一个奇人，一直恭敬地对待他。长桑君也知道扁鹊不是普通人。他来来去去有十多年了，一天叫扁鹊和自己坐在一起，悄悄和扁鹊说："我有秘藏的医方，我年老了，想传给你，你不要泄漏出去。"扁鹊说："一定遵命。"他这才从怀中拿出一种药给扁鹊，并说："用草木上的露水送服这种药，三十天后你就能知晓许多事情。"接着拿出全部秘方都给了扁鹊。忽然间人就不见了，大概他不是凡人吧。扁鹊按照他说的服药三十天，就能看见墙另一边的人。他给人诊视疾病，能看到病人五脏内所有病证所在，但名义上他还是用诊脉来说明。他有时在齐国行医，有时在赵国行医。在赵国时名叫扁鹊。

……　……

扁鹊名声传扬天下。他路过邯郸时，听说当地人尊重妇女，就做妇科医生；到洛阳时，听说周人尊敬老人，就做专治耳聋眼花四肢痹痛的医生；到了咸阳，听说秦人喜爱孩子，就做治小孩疾病的医生：他根据各地习俗来变化自己的医治范围。秦国的太医令李醯自知医术不如扁鹊，派人刺杀了扁鹊。到现在，天下谈论脉法的人，都遵从扁鹊的理论和实践。

生死往复

【出处】　〔清〕蒲松龄《聊斋志异》。

【原文】　万历间，孙评事少孤，母十九岁守节①。孙举进士，而母已死。尝语人曰："我必博诰命以光泉壤②，始不负萱堂③苦节。"忽得暴病，綦④笃⑤。素与太医善，使人招之，使者出门，而疾益剧。张目曰："生不能扬名显亲，何以见老母地下乎！"遂卒，目不瞑。无何太医至，闻哭声，即入临吊。见其状异之。家人告以故，太医曰："欲得诰赠，即亦不难。今皇后旦晚临盆矣，但活十余日，诰命可得。"立命取艾灸尸一十八处。炷将尽，床上已呻；急灌以药，居然复生。嘱曰："切记勿食熊虎肉。"共志⑥之。然以此物不常有，颇不关意。

既而⑦三日平复，仍从朝贺。过六七日果生太子，召赐群臣宴。中使⑧出异品，遍赐文武，白片朱丝，甘美无比。孙啖之，不知何物。次日访诸同僚，曰："熊膰⑨也。"大惊失色，即刻而病，至家遂卒。

【注释】 ① 守节：守寡。② 泉壤：犹泉下、地下，指墓穴，此处指死去的母亲。③ 萱堂：萱草代表母亲和孝亲。古时候，母亲房屋门前往往种有萱草，人们雅称母亲的居所为萱堂，于是萱堂也代称母亲。④ 綦：非常。⑤ 笃：指病沉重。⑥ 志：记。⑦ 既而：不久。⑧ 中使：宫中使者，多指宦官。⑨ 膰：熟肉。

【白话文】 明朝万历年间，有个姓孙的评事官，很小的时候就死了父亲，母亲从十九岁就守寡。待到他考中进士时，母亲也去世了。他曾经对人说："我必定要博一个'诰命'称号，使九泉之下的母亲感到荣耀，才不负她老人家守了一辈子苦节！"不想孙评事忽然得了急病，病情危重。他平日与太医关系很好，就让人去请太医看病。派去的人刚出门，孙评事的病就越发加重了，他睁眼说："我生不能扬名显亲，死后有什么脸面于地下见老母！"话刚说完就咽了气，双眼还睁得大大的。一会，太医来了，听到哭声，知道孙评事已去世，进去吊丧。见他死不瞑目的模样，心中很惊异。家中的人向太医说明了原因。太医说："想得个'诰命夫人'称号，这也不难。当今皇后就要生孩子了，只要他再等个十几天，诰命是可以得到的。"于是让家人立刻拿来了艾条，在孙评事的尸体上灸了十八处。艾条快要烧尽时，孙评事已在床上呻吟出声，急忙给他灌药，居然又活了过来。太医嘱咐说："今后切记不要吃熊肉、虎肉。"家里人都牢牢记住了。但是，因为熊、虎之类的肉平时很少见，所以孙评事也不太在意。

过了不久也就三天，他一切恢复正常，依旧随大家到朝中进行朝贺。过了六七天，皇后果然生了太子，皇帝就赐群臣宴饮。宫廷中的宦使拿出山珍海味遍赐文武大臣。有白片朱丝，甜美无比，孙评事吃着，不知是什么东西。第二天，问他的同僚，同僚说："是熟熊肉。"孙评事大惊失色，接着马上发病，回到家就死了。

尸枕疗疾

【出处】 〔宋〕李昉《太平广记》。

【原文】 徐嗣伯，字德绍，善清言①，精于医术。曾有一妪，患滞淤，积年不差。嗣伯为之诊疾曰："此尸注②也，当须死人枕煮服之可愈。"于是就古塚中得一枕，枕以半边腐缺，服之即差。后秣陵人张景年十五，腹胀面黄，众医不疗。以问嗣伯，嗣伯曰："此石蚘耳，当以死人枕煮服之。"依语，煮枕以服之，得大利，出蚘虫，头坚如石者五六升许，病即差。后沈僧翼眼痛，又多见鬼物。以问之，嗣伯曰："邪气入肝，可觅死人枕煮服之。竟，可埋枕于故处。"如其言又愈。王晏知而问之曰："三病不同，而皆用死人枕疗之，俱差，何也？"答曰："尸注者，鬼气也。伏而未起，故令人沉滞。得死人枕促③之，魂气飞越，不复附体，故尸注可差。石蚘者，医疗即僻④。蚘虫转坚，世间药不能除，所以须鬼物驱之，然后可散也。夫邪气入肝，故使眼痛而见魍魉。应须邪物以钓其气，因而去之，所以令埋于故处也。"晏深叹其神妙。

【注解】 ① 清言：指魏晋时期何晏、王衍等崇尚老庄，竞谈玄理的风气。② 尸注：病名，九注之一，见《诸病源候论·尸注候》。主要表现为寒热淋沥，沉沉默默，腹痛胀满，喘息不得，气息上冲心胸，旁攻两胁，挛引腰脊，举身沉重，精神杂错，恒觉悟谬。每逢节气改变，辄致大恶，积月累年，渐就顿滞，以至于死。死后复易旁人，乃至灭门。以其尸病注易旁人，故名尸注。③ 促：催，推动鬼气离井。④ 僻：少。

【白话文】 徐嗣伯，字德绍，善老庄之学，精通医术。曾有一老妇人，患有滞淤之病，多年不愈。徐嗣伯给她诊视，说："这是尸注，应该用死人的枕头煮后服用，可以治好你的病。"于是从古墓中找到一只已经半边腐烂，残缺不全的死人枕头，煮后服用，病就好了。后来，有秣陵人张景，十五岁，腹胀，面目焦黄，许多医生都不给他治了，因此就去找徐嗣伯。徐嗣伯说："这是石蚘！应该用死人枕煮后服用。"张景按嗣伯的话去做，煮死人枕服用后，泄出蚘虫，这些蚘虫头坚硬如石，有五六升。打下蚘虫后，张景的病就好了。后来还有一位叫沈翼的和尚眼睛疼痛，并常常看见鬼一样的东西。这个和尚来找徐嗣伯诊治。徐嗣伯说："这是邪气进入肝脏，可以找死人枕头煮后服用。之后，再把枕头埋在原处。"和尚按徐嗣伯的话做了，他的病也好了。王晏知道了徐嗣伯用尸枕治病的事后，来问徐嗣伯，说："三个人的病不一样，却都是用死人枕头治疗，而且全都治好了，这是为什么呢?"徐嗣回答说："尸注的人，是中了鬼气，它附在人身上不离开，所以使人沉滞，必须用死人枕让它离去，鬼气飞走，不再附在人的身上，所以尸注的人病就好了。得石蚘病的人，已是不常见的，蚘虫变成石头，人世间的药打不下来，所以须用鬼物来驱逐它，然后就可以打下它了。因为邪气进入肝脏，所以眼睛痛，并且看见鬼魅，应当用邪物把邪气引出来，依靠这种方法除掉它，这是之所以让他把死人枕埋在原处的原因!"王晏深深赞叹徐嗣伯医术的神妙!

石脆英山

【出处】 〔先秦〕佚名《山海经》。

【原文】 又西六十里，曰石脆之山，其木多棕枏①，其草多条，其状如韭，而白华黑实，食之已疥。又西七十里，曰英山，其上多杻檀，其阴②多铁，其阳③多赤金。禺水出焉，北流注于招水，其中多鳢鱼，其状如鳖，其音如羊。有鸟焉，其状如鹑，黄身而赤喙，其名曰肥遗，食之已疠，可以杀虫。

【注解】 ① 枏：同"楠"，楠木。② 阴：指山的背阴面，北面。③ 阳：指山的向阳面，南面。

【白话文】 再往西六十里，是石脆山，山上的树大多是棕树和楠木，而草大多是条草，形状与韭菜相似，但是开的是白色花朵而结的是黑色果实，人吃了这种果实就可以治愈疥疮。再往西七十里，是英山，山上到处是杻树和檀树，山北阴面盛产铁，而山南阳面盛产黄金。禺水从这座山发源，向北流入招水，水中有很多鳢鱼，形状像鳖，发出的声音如同羊叫。山中有一种鸟，形状像鹌鹑，身子是黄色的，而嘴巴是红色的，名称是肥遗，人吃了它的肉就能治愈疫病，还能杀死体内寄生虫。

石膏医者

【出处】 〔民国〕赵尔巽《清史稿·艺术一》。

【原文】 霖①,字师愚,安徽桐城人。乾隆中,桐城疫,霖谓病由热淫,投以石膏,辄愈。后数年,至京师,大暑,疫作,医以张介宾法者多死,以有性法亦不尽验。鸿胪卿②冯应榴姬人③呼吸将绝,霖与大剂石膏,应手④而瘥。踵⑤其法者,活人无算。霖所著曰《疫疹一得》,其论与有性有异同,取其辨证,而以用达原饮及三消、承气诸方,犹有附会表里之意云。

【注解】 ① 霖:即余霖,清代医家,清瘟败毒饮是其创制的代表方剂。② 鸿胪卿:古代官职名。③ 姬人:妾。④ 应手:随手、顺手,多形容技艺高超娴熟或做事得法顺当。⑤ 踵:追随,继承。

【白话文】 余霖,字师愚,安徽桐城人。乾隆年间,桐城瘟疫流行,余霖认为疾病是因为热邪浸淫,于是用石膏进行治疗,都治好了。之后几年,余霖到京师,碰到大热天瘟疫发作,其他医生用张景岳治疫之法,病人大多治不好,用吴又可治疫之法,也不是都有效。鸿胪卿冯应榴的姬妾患上瘟疫,气息将绝,余霖用大剂量石膏进行治疗,应手而愈。按照他的办法治疫,治好了很多人。余霖写的书名为《疫疹一得》,书中的理论与吴有性的理论有不同之处,他取吴有性的辨证之法,但认为吴有性的达原饮及三消、承气等方尚有牵强之处。

石顽老人

【出处】 〔民国〕赵尔巽《清史稿·艺术一》。

【原文】 张璐①,字路玉,自号石顽老人,江南长洲②人。少颖悟,博贯儒业,专心医药之书。自轩、岐迄近代方法,无不搜览。遭明季③之乱,隐于洞庭山中十余年,著书自娱,至老不倦。仿明王肯堂《证治准绳》，汇集古人方论、近代名言，荟萃折衷之，每门附以治验医案，为《医归》一书，后易名《医通》。璐谓仲景书衍释日多，仲景之意转晦。后见《尚论》《条辨》诸编，又广搜秘本，反复详玩，始觉向之所谓多歧者，渐归一贯④，著《伤寒缵论》《绪论》。缵者，祖仲景之文；绪者，理诸家之纷纭而清出之，以翼仲景之法。

【注解】 ① 张璐：生卒年1617—1701，清初三大医家之一。② 长洲：古地名，今江苏省苏州市。③ 明季：明末。④ 渐归一贯：汇聚在一起。

【白话文】 张璐，字路玉，自号石顽老人，江南长洲人。幼时聪颖，儒学知识广博，同时专心攻读医药之书。从轩辕、岐伯到近代医法方药，没有不搜集来看的。张璐为躲避明末战乱，隐居洞庭山中十余年，著书自娱，到老也孜孜不倦。他效仿明代王肯堂的《证治准绳》，汇集古人方论、近代名言，并中和各方的意见，每门都附以有效治疗的医案，写成《医归》一书，后改名为《医通》。他认为张仲景的书被后世衍释太多，而仲景的本意反而逐渐不清晰了。后来他读了《尚论》《条辨》诸书，又广搜秘本，反反复复阅读理解，才觉得诸多分歧到最后也会渐渐汇聚到一起，于是写了《伤寒缵论》《伤寒绪论》。《伤寒缵论》主要尊崇张仲景的理论，《伤寒绪论》则是集各家分歧意见，梳理在一起用以扩充仲景的理论。

食腥患虫

【出处】 〔明〕徐春甫《古今医统大全》。

【原文】 广陵太守陈登患腹烦满，面赤不食，使人讲①华佗。至曰：君腹中有虫欲成，盖②腥物之所为。乃与汤药，遂吐虫三升许。虫头皆赤，半身犹是③生脍④。

【注解】　①讲：把事情和道理说出来。②盖：因为。③犹是：还是。④脍：生肉为脍。

【白话文】　广陵太守陈登患病，腹胀烦满，面红不思饮食，派人把情况告诉华佗。华佗到了说："您腹中有虫将要成熟，都是因为吃了荤腥之物引起的。"就开了汤药给他喝，于是吐虫三升左右。虫头都是红的，半身还是跟生肉一样。

食玉不腐

【出处】　〔北齐〕魏收《魏书》。

【原文】　李预，字元恺。少为中书学生，聪敏强识①，涉猎②经③史④。太和初，历秘书令、齐郡王友。出为征西大将军长史，带⑤冯翊太守。积数年，府解罢郡，遂居长安。每美⑥古人餐玉之法，乃采访蓝田，躬⑦往攻掘。得若环璧杂器形者大小百余，稍得粗黑者，亦篚⑧盛以还，而至家观之，皆光润可玩。预乃椎⑨七十枚为屑，日服食之，余多惠人。后预及闻者更求于故处，皆无所见。冯翊公源怀等得其玉，琢为器佩，皆鲜明可宝。预服经年，云有效验，而世事寝食不禁节，又加之好酒损志，及疾笃⑩，谓妻子曰："服玉屏居⑪山林，排弃嗜欲，或当大有神力，而吾酒色不绝，自致于死，非药过也。然吾尸体必当有异，勿便速殡，令后人知餐服之妙。"时七月中旬，长安毒热，预停尸四宿，而体色不变。其妻常氏以玉珠二枚含之，口闭。常谓之曰："君自云餐玉有神验，何故不受含也？"言讫齿启，纳珠，因嘘属其口，都无秽气。举敛于棺，坚直不倾委。死时犹有遗玉屑数斗，橐⑫盛纳诸棺中。

【注解】 ①强识：强于记忆。②涉猎：粗略阅读，浏览。③经：儒家典籍。④史：正史。⑤带：兼职，兼任。⑥羡：因喜爱而希望得到。⑦躬：亲自。⑧箧：竹制的箱子。⑨椎：用力撞击。⑩笃：病重。⑪屏居：隐居。⑫橐（tuó）：口袋。

【白话文】 李预，字元恺。小时候在官学读书，聪明机敏，强于记忆，浏览过经书、史书。太和初年任秘书令、齐郡王友。后担任征西大将军长史，兼任冯翊太守。几年后官职撤销，李预定居长安。李预钟情于古人服食玉石的养生之法，亲自前往蓝田，采挖玉石。得到了各种形状的玉石上百个，遇到稍微粗黑的玉石，就用竹箱带回家，都能细细欣赏玩味。李预将七十块玉石敲磨成细屑，每日服用，多出来的常常送人。不过后来李预及其一些得知玉石所在地方的人多次到蓝田寻玉，都空手而归。冯翊郡公源怀等人得到一些李预的玉石，雕琢成玉佩，都色泽明润，堪称宝贝。李预服玉多年，说有明显的养生效果，然而李预作息饮食没有节制，再加上喜欢喝酒，渐至重病，临终前对妻子说："服用玉石，到山林居住，无欲无求，应该会有神奇的效果。但我酒色不断，病死是自己的原因导致，不是服用玉石本身的过错。然而我的遗体一定会与常人不同，不要急着把我埋葬，让后人看看我的遗体，了解服食玉石的妙处。"时处七月中旬，长安天气很热，李预的遗体存放了四个晚上，身体的颜色也没有改变。李预妻子常氏想把两颗玉珠塞到李预嘴里，但李预闭口不张。常氏对着李预遗体说："你自己说服用玉石有神奇的效验，为什么不接受含玉珠呢？"说罢李预遗体嘴巴张开，含下了玉珠，嘴里顺势嘘出的气体，竟然都没有臭秽的味道。将李预遗体放进棺材，遗体挺直没有瘫软弯曲。李预死的时候还有数斗玉屑，家人将玉屑装进口袋，一起放入棺材中随葬。

食鳝治疣

【出处】 〔先秦〕佚名《山海经》。

【原文】 又南三百里,曰旄山,无草木。苍体之水出焉,而西浪注于展水,其中多鳝鱼,其状如鲤而大首,食者不疣①。

【注解】 ① 疣:瘊子,人类乳头瘤病毒引起的一种皮肤表面赘生物。

【白话文】 北方之山再往南三百里,是旄山,没有花草树木。苍体水从这座山发源,然后向西流入展水,水中生长着很多鳝鱼,形状像鲤鱼而头长得很大,吃了它的肉就能使人皮肤上不生疣子。

世业知医

【出处】 〔元〕徐显《稗史集传·葛乾孙篇》。

【原文】 葛乾孙①,字可久,平江②人也。生而负奇气,仪状伟特,膂力③绝伦。未冠④,好为击刺之术,战阵之教,百家众技,靡不精究。及长遂更,折节⑤读书,应进士举所业,出语惊人……君曰:"此不足为也。吾宁龊龊从谀,离析经旨以媚有司意乎!"遂不复应试。犹时时指授弟子,皆有可观。金华黄公溍,尤奇其文,劝之仕,不应。世传药书方论,而君之工巧,独自天得,治疾多奇验。自丞相以下,诸贵人得奇疾,他医所不能治者,咸以谒⑥君,无不随愈。有士人患伤寒,疾不得汗，比君往见，则发狂，循河而走。君就捽置水中，使禁不得出，良久出之，裹以重茧，得汗解。其治他疾多类此。当是时，可久之名，重于南北。吴人有之四方者，必以可久为问，四方士大夫过吴中，亦必造可久之居而请焉。其为人偶傥而温雅，慈爱而好施，故人无贤不肖皆爱敬之……明年癸巳春正月，与予游开元佛舍，私与予言："吾闻中原豪杰方兴，而吾不及预，命也。"夫公云："六气⑦淫厉，吾犯司地，殆将死矣。如期必于秋。"予曰："何至是！"逾月果疾，予往视之，则犹谈笑无他苦。秋七月，沐浴竟，遂偃然⑧而逝，年四十有九。其诗未及诠次，藏于家。其行于世者，有《医学启蒙》，又《经络十二论》。

【注解】　① 葛乾孙：生卒年 1305—1353，元代医家。② 平江：古地名，今江苏苏州。③ 膂力：体力。④ 未冠：古礼男子年二十而加冠，故未满二十岁为"未冠"。⑤ 折节：改变平时的志趣行为，向好的方面发展。⑥ 谒：拜见。⑦ 六气：自然气候变化的六种现象，谓朝旦之气（朝霞）、日中之气（正阳）、日没之气（飞泉）、夜半之气（沆瀣）、天之气、地之气。⑧ 偃然：安息貌。

【白话文】　葛乾孙，字可久，平江人。生来仪表奇伟，体力过人。十几岁时好弄拳棒，喜谈兵法，各家技艺无不精心研究。长大后改变志趣，开始认真读书，参加科考，语出惊人……葛乾孙说："难道我要随波逐流，背离气节来谄媚那些官员吗？这不值得去做。"于是不再应试。乾孙还时常教授弟子，达到很高水平。金华的黄溍特别欣赏他的文章，劝他出仕，他不肯。世传各种药书方论，乾孙医术精湛，犹如天赐神技，治病多有奇效。自丞相以下，达官贵人们得了疑难怪病，其他医生治不好的，都去请他医治，无不随手而愈。有个读书人患伤寒，汗不出，请乾孙去看，病人发狂，沿河而走。乾孙就把他抓到水里，不让他出来，很久之后才让他出来，让他裹上厚棉被，得汗病愈。治疗其他疾病，多与此类似。这时，乾孙已名闻南北。吴中有人到各处的,一定去问乾孙,各处士大夫经过吴中的,也一定去拜访乾孙。乾孙倜傥温雅,乐善好施,人们无论才能高低,都很敬爱他……癸巳年正月,乾孙同我一起游览开元佛舍,私下对我说:"我听说中原豪杰兴起,但是我来不及参与,这都是命啊!"他说:"六气灾害,我犯了地气,大概就要死了,时间将在秋天。"我说:"怎么会到这样的程度!"过了一个月,乾孙果然病了,我去看他,他仍谈笑风生,看上去没有什么痛苦。到了七月,乾孙沐浴好后,安然而逝,年仅四十九岁。他的诗还没有来得及整理和编排,收藏在家中。他的著作刊行于世的有《医学启蒙》和《经络十二论》。

嗜酒之舌

【出处】 〔明〕徐春甫《古今医统大全》。

【原文】 镇阳有士人嗜酒,日饮数斗,饮兴一发则不遏①。一夕大醉,呕出一物如舌。初视无痕窍,至欲饮时,眼偏其上矗然②而起,家人沃③之以酒,立尽常日所饮之数而止。遂投之猛火,自出,烈④为十数片。士人自此恶酒不饮。

【注解】 ① 遏:阻止、断绝。② 矗然:直立貌。③ 沃:灌溉,浇。④ 烈:同"裂"。

【白话文】 镇阳有个读书人嗜酒,每天喝数斗,酒兴一发而不可收。一晚上大醉,呕出一物像舌头一样。起初看,那东西没有任何裂痕和孔窍,等到再想喝酒时,它上面翻出了眼睛,直立起来,家人用酒浇,那东西立刻喝尽,直到平时所饮酒量才停下。于是把它投放在猛火中,它自己逃出来,裂开为十数片。书生从此厌恶酒不再饮。

噬心之蛊

【出处】〔宋〕李昉《太平广记》。

【原文】 京城及诸州郡阛①阓②中，有医人能出蛊毒者，目前之验甚多。人皆惑之，以为一时幻术，膏肓之患，即不可去。郎中颜燧者，家有一女使抱此疾，常觉心肝有物唼③食，痛苦不可忍。累年后瘦瘁，皮骨相连，胫如枯木。偶闻有善医者，于市中聚众甚多，看疗此病。颜试召之。医生见曰："此是蛇蛊也，立可出之。"于是先令炽炭一二十斤，然后以药饵之。良久，医工秉小钤子于傍。于时觉咽喉间有物动者，死而复苏。少顷④，令开口，钳出一蛇子长五七寸，急投于炽炭中燔之。燔蛇屈曲，移时⑤而成烬，其臭气彻于亲邻。自是疾平，永无吃心之苦耳。则知活变起虢肉徐甲之骨，信不虚矣。

【注解】 ①阛：市场的围墙，也借指市场。②阓：古指市场的大门。③唼：泛指吃、咬。④少顷：一会儿。⑤移时：过了一段时间。

【白话文】 从京城到各州郡的街道上，有位能够逐出蛊毒的医生术士，目前治愈的病案有很多。人们感到迷惑，以为是一时的幻术，病至膏肓是不能治好的。郎中颜燧，家中有一个使女患有这种病。她常常感到心肝中有东西在吃食，痛得她不能忍受。几年后，她瘦弱憔悴，只剩下皮包骨头了，小腿好似两根枯木一般。颜燧偶然听说有良医，在市中心给人看病，那里聚集着许多人，看他为别人治疗这种病。颜燧试着召他来为使女治病。医生看见病人说："这是蛇蛊，马上就可以取出来。"于是他先让人将一二十斤木炭烧旺，然后用药做诱饵。过了许久,医生拿着小钳子站在病人身旁。这时使女觉得咽喉间有东西在动,像是死了又复活似的。不一会儿,医生让她张开嘴,从她嘴钳出一条五七寸长的小蛇。医生急忙把它抛进炽热的炭火中去。蛇烧得弯转扭曲,不一会儿变成了灰烬,它的臭味直扩散到左邻右舍。从此使女的病好了,再也没有了心被噬咬的痛苦了。这才知道老子使徐甲死而复活的事,是真的,不是假的了。

首乌益寿

【出处】 〔唐〕李翱《何首乌传》。

【原文】 何首乌者,顺州南河县人。祖名"能嗣",父名"延秀"。能嗣本名"田儿",生而阉①弱,年五十八,无妻子,常慕道术,随师在山。一日醉卧山野,忽见有藤二株,相去三尺余,苗蔓相交,久而方解,解了又交。田儿惊讶其异,至旦遂掘其根归。问诸人,无识者。后有山老忽来,示之,答曰:子既无嗣,其藤乃异,此恐是神仙之药,何不服之? 遂杵为末,空心酒服一钱。七日而思人道②,数月似强健,因此常服,又加至二钱。经年旧疾皆瘥,发乌容少,十年之内,即生数男,乃改名"能嗣"。又与其子延秀服,皆寿百六十岁。延秀生首乌。首乌服药,亦生数子,年百三十岁,发犹黑。有李安期者,与首乌乡里亲善,窃得方服,其寿亦长,遂叙其事传之云。

【注解】 ① 阉:割去男人的或雄性动物的生殖器,本文指不能生育。② 人道:指男女交合。

【白话文】 何首乌,顺州南河县人。祖父名叫"能嗣",父亲名叫

"延秀"。能嗣原名叫"田儿"，体弱多病，不能生育，五十八岁了，没有妻子儿女，一直仰慕仙家道术，随师父居住在深山老林之中。有一天夜间，醉酒后睡在山间原野，朦胧中看见两株树藤，相距三尺多，苗蔓忽然相交在一起，久久始解，解后又交。田儿见此情状非常惊异，次日早晨就连根掘回。遍问众人，没有一个人能够认得是什么植物。后来有一位老人忽然走来，田儿出示询问，老人回答道："你既然没有子孙后代，这树藤又非常奇异，恐怕是天赐的神药吧，你何不服用试试看呢？"田儿于是把藤捣成细末，每天早晨空腹用酒送服一钱。七天后生出男女交合的欲望，连续服用几个月后，感到身体强健，因此常服不断，又加大到每天服用二钱。一年后，身体原来的疾病都好了，原已花白的头发变得乌黑发亮，原来苍老的容颜变得年轻，十年之内，生了好几个儿子，于是把名字改成"能嗣"。又给他儿子延秀服用，父子二人都活了一百六十多岁。延秀生了一个儿子，叫"首乌"。首乌服了这个药物，也生了好几个儿子，活了一百三十多岁，头发还是乌黑如漆。有一个叫李安期的人，和何首乌是同乡，关系亲密友好，偷取这个秘方服用，他的寿命也很长，于是将这件事加以叙述进而流传于世。

饲鹤山人

【出处】〔民国〕赵尔巽《清史稿·艺术一》。

【原文】　尤怡①，字在泾，江苏吴县人。父有田千亩，至怡中落。贫甚，鬻②字于佛寺。业医，人未之异也。好为诗，与同里顾嗣立、沈德潜游。晚年，学益深造，治病多奇中，名始著。性淡荣

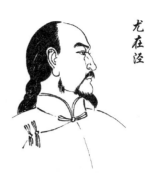

利,隐于花溪,自号饲鹤山人,著书自得。其注《伤寒论》,名曰《贯珠集》。谓后人因王叔和编次错乱,辨驳改订,各成一家言,言愈多而理愈晦。乃就六经,各提其纲,于正治③法之外,太阳有权变法、斡旋法、救逆法、类病法;阳明有明辨法、杂治法;少阳有权变法;太阴有藏病、经病法,经、藏俱病法;少阴、厥阴有温法、清法。分证甚晰,于少阴、厥阴温清两法,尤足破世人之惑。注《金匮要略》,名曰《心典》。

【注解】 ① 尤怡:生卒年 1650—1749,号拙吾,别号饮鹤山人,清代医家。② 鬻:卖。③ 正治:逆着疾病证候性质而治的一种治疗原则,故又称"逆治"。

【白话文】 尤怡,字在泾,江苏吴县人。家中本有千亩的田产,可到了尤怡时便家道中落。最穷困的时候,尤怡便到寺庙卖字为生。后来习医,人们也没觉得他有什么特别之处。尤怡喜好作诗,与同乡的顾嗣立、沈德潜交好。到了晚年,尤怡学术上的造诣逐渐深厚,治病多有奇效,开始有了名气。他淡泊名利,隐居花溪,自号饲鹤山人,以写书自得其乐。他注解的《伤寒论》名为《贯珠集》。他说《伤寒论》因王叔和编次错乱,后人辩驳订证,各成一家言,言论愈多而道理却越来越模糊了。于是,他针对六经,各自提出其要领,在正治法之外,又列出各经之变治法,太阳有权变法、斡旋法、救逆法、类病法;阳明有明辨法、杂治法;少阳有权变法;太阴有脏病、经病法,经、脏俱病法;少阴、厥阴有温法、清法。他对证候的分析非常明晰,特别是对少阴、厥阴温、清两法的论述,破解了世人的许多疑惑。尤怡注解《金匮要略》,名为《金匮要略心典》。

松峰文甫

【出处】〔民国〕赵尔巽《清史稿·艺术一》。

【原文】 奎^①,字文甫,山东诸城人。乾隆末,著《瘟疫论类编》及《松峰说疫》二书,松峰者,奎以自号也。多为穷乡僻壤艰觅医药者说法。有性论瘟疫,已有大头瘟^②、疙瘩瘟疫^③、绞肠瘟^④、软脚瘟^⑤之称,奎复举北方俗谚所谓诸疫证名状,一一剖析之。又以贫寒病家无力购药,取乡僻恒有之物^⑥可疗病者,发明其功用,补本草所未备,多有心得。同时昌邑黄元御治疫,以浮萍代麻黄,即本奎说。所著书流传日本,医家著述亦有取焉。

【注解】 ① 奎:刘奎,生卒年不详,又名刘复明,号松峰,清代医家。② 大头瘟:中医病证名,指因感受天行邪毒侵犯三阳经络而引起的以头面焮红肿痛、发热为主要特征的瘟疫。③ 疙瘩瘟疫:中医病证名,以发块如瘤,遍身流走,且发夕死等为常见症。④ 绞肠瘟:中医病证名,以腹痛如绞,肠鸣干呕为主症。⑤ 软脚瘟:中医病证名,以便清泄白,足瘇难移等为常见症。⑥ 乡僻恒有之物:穷乡僻壤常见药。

【白话文】 刘奎,字文甫,山东诸城人。乾隆末年,著有《瘟疫论类编》及《松峰说疫》二书,"松峰"是刘奎的自号。他经常为穷乡僻壤而难以学医的百姓讲述医理。吴有性论述瘟疫,已经有大头瘟、疙瘩瘟疫、绞肠瘟、软脚瘟等说法,而他又将北方俗语所说的诸疫症名称、症状进行一一剖析。又因贫寒病人无力购药,刘奎就取穷乡僻壤的常见药,找出其功用,补充本草书中所没有提到的,积累了较多的心得。同时代的昌邑人黄元御治疗疫病，用浮萍取代麻黄，就是依据刘奎的理论。刘奎所写的书流传到日本，日本医学家的著述中也有采用刘奎之说。

松脂延寿

【出处】〔宋〕李昉《太平广记》。

【原文】 上党有赵瞿者，病癞历年，众治之不愈。垂死，或云，不如及活流弃之，否则后子孙转相注易。其家乃为赍①粮而送之，置山穴中。瞿居穴中，自怨不幸，昼夜悲叹，涕泣经日②。有仙人行过穴口而哀之，具问讯焉。瞿知其异人，乃叩头自陈，乞哀于仙人。以囊③药赐之，教其服法。瞿服之百许日，愈疮，颜色丰悦，肌肤玉泽。仙人又过视之，瞿谢受更生活之恩，乞丐其方。仙人告之云，此是松脂耳，此山中更多此物，汝炼之服，可以长生不死。瞿乃归。家人初谓④之鬼也，甚惊愕。遂具言状。后服松脂不撤，身体转轻，气力百倍，登高越险，终日不倦。年百七十岁，齿不堕，发不白。

【注解】 ① 赍：拿东西给人。② 经日：经过了若干天。③ 囊：从口袋中拿。④ 谓：以为，认为。

【白话文】 上党有个叫赵瞿的人，患癞疮病多年，久治不愈。眼看就要死了，有人说，不如趁他还活着把他抛弃，不然这病往后一定会传给他的子孙的。于是他家里就给他准备了一些行李干粮把他送走了，放在一个山洞里。他居住在山洞里，怨恨自己不幸，昼夜悲叹，整日哭泣。有一个仙人从山洞外走过，觉得他可怜，就仔细询问他是怎么回事。他知道仙人不是等闲之辈，就一边陈说一边叩头，哀求仙人救他。仙人从囊中取出一种药来给他，教给他服药的方法就走了。

他服了一百来天的药，癞疮就好了，面色丰润悦目，肌肤润泽光滑。仙人又路过这里来看他，他感谢仙人的救命之恩，同时要求仙人把药方告诉他。仙人告诉他说，他吃的那药其实就是松脂，这山中松脂很多，如果他能经常服用，可以长生不死。于是他就回到家里。家里人乍见到他还以为他是鬼，非常惊愕。他就详细地把事情的来龙去脉向家人述说了一遍。后来他就坚持经常服用松脂，身体渐渐转轻，力气增长百倍，登高越险，终日不知劳累。他一百七十岁了，牙齿没掉，头发不白。

宋时医改

【出处】 〔南宋〕洪迈《容斋三笔》。

【原文】 神宗董正治官，立医官，额止于四员。及宣和中，自和安大夫至翰林医官，凡一百十七人，直局至祗候，凡九百七十九人，冗滥如此。三年五月始诏大夫以二十员，郎以三十员，医效至祗候，以三百人为额，而额外人免改正，但不许作官户，见带遥郡人并依元丰旧制，然竟不能循守也。乾道三年正月，随龙医官、平和大夫、阶州团练使潘攸差判太医局，请给依能诚例支破。迨时在西掖^①，取会能诚全支本色，因依诚系和安大夫、潭州观察使，月请米麦巨余硕，钱数百千，春冬绵绢之属，比他人十倍，因上章极论之，乞将攸合得请给，令户部照条支破。孝宗圣谕云：岂惟潘攸不合得，并能诚亦合住了。即日御笔批依，仍改正能诚已得真俸之旨，旋又罢医官局。

【注解】 ① 西掖：中书或中书省的别称。

【白话文】 我朝神宗很注意建立健全的监督管理官职制度，专门设立了医官一职，名额定为四个。到了徽宗宣和年间，从和安大夫到翰林医官一共有一百一十七人，从直局到祗候，共有九百七十九人，真可谓庞大繁多。徽章宣和三年（1121年）五月才下诏定大夫二十名，郎官三十名，医效到祗候，共三百名为限额，额外的人员一律裁去，不允许留作官户，而现在带遥郡的医职人员仍然根据元丰年间的旧制度处置，然而这一制度竟然不能付诸实行。孝宗乾道三年（1167年）正月，跟随皇上的医官、平和大夫、阶州团练使潘攸指示太医局，请求按能诚的惯例支付金额。洪迈我当时正在西掖，正好了解能诚全部支出的情况，就按能诚的情况及和安大夫、漳州观察使的情况，每月请给米麦一百多石，钱额几十万，春冬丝绸绢绵之类的东西，更是比其他人多十倍，于是就上奏朝廷，请求将潘攸的要求给予满足，命令户部照章支付。孝宗皇帝指示说："岂止潘攸不应得到，能诚也应该停止这样的供应。"当天亲笔批复照此办，停止了能诚已得到的俸供，马上又撤销了医官局。

宋太医局

【出处】 〔元〕脱脱等《宋史》。

【原文】 太医局：有丞，有教授，有九科医生额三百人。岁终则会其全失而定其赏罚。（太医局，熙宁九年置，以知制诰①熊本②提举③，大理寺丞单骧管干。后诏勿隶太常寺，置提举一、判局二④，判局选知医事者为之。科置教授④一，选翰林医官以下与上等学生及在外良医为之。学生常以春试，取合格者三百人为额。太学、律学、武学生、诸营将士疾病，轮往治之。各给印纸，书其状，岁终稽其功绪，为三等第补之：上等月给钱十五千，毋过二十人；中等十千，毋过三十人；下等五千，毋过五十人。失多者罚黜之。受兵校钱物者，论如监临强乞取法。三学生原预者听受，而禁邀求⑤者。又官制行，隶太常礼部，自政和以后，隶医学，详见《选举志》。）孝宗隆兴元年，省并医官而罢局生。续以虞允文请，依旧存留医学科，逐举附试、省试、别试所，更不置局，权令太常寺掌行。绍熙二年，复置太医局，局生以百员为额，馀并依未罢局前体例，仍隶太常寺。

【注解】 ① 知制诰：是起草诏命的意思，后作官名。② 熊本：北宋大臣。③ 提举：原意是管理，宋代以后设主管专门事务的职官，即以"提举"命名。④ 丞、教授、提举、判局：这里都是宋代医官的官名，相当于现在的职称。⑤ 邀求：要求，祈求。

【白话文】 宋代的太医局有丞，有教授，有九个分科的医生，额定一共三百人。到年底的时候就会进行年终考核汇总每一个人一年的功劳和过失来确定对他本年的赏罚。（太医局是熙宁九年成立的，由知制诰熊本主管，大理寺丞单骧辅佐熊本共同管理。后来下诏说不要隶属于太常寺了，设置一个提举官、两个判局官来管理太医局，判局官选择懂得医术的人来担任。每一个科目选一个教授，选拔翰林医官以下的人、上等的医学生还有民间的好医生来担任。学生经常是在春天选拔考试，录取考试合格的前三百名进入太医局。太学、律学、武学的学生和各个营的将士有疾病，他们就轮流去治。每个人都分发了格式一样的表格，来记录病状，年终的时候考核每个人的成绩，分为三个等级，依次补贴银两：上等学生每月给钱十五千，要求每年总共误诊不超过二十人；中等学生每月给钱十千，要求每年总共误诊不超过三十人；下等学生每月给钱五千，要求每年总共误诊不超过五十人。误诊太多的就被开除了。私自接受军官的钱物收取贿赂的，按照抢劫罪论处。所有的学生都按照标准要求自己听从管理约束，自觉禁止私下里有人提出的出诊请求或者给予的钱财恩惠。又因为官制改革，隶属于太常寺礼部，自从政和年以后，又隶属于医学部，详情参考《选举志》。)宋孝宗隆兴元年，削减医官人数，罢黜了太医局。后来因为虞允文的请求，按照旧例保存留下医学科，然后设置附试、省试、别试所，不再设置太医局，命令太常寺管理医学科的事务。绍熙二年，重新设立太医局，医学生编制一百人，其余的都按照废除太医局之前的制度，仍然隶属于太常寺。

宋医品阶

【出处】〔元〕脱脱等《宋史》。

【原文】政和既易武阶，而医官亦更定焉，绍兴因之，特损其额。旧额和安大夫至良医二十员，绍兴置五员；和安郎至医官三十员，置四员；医效十员，置二员；医痊十员，置一员；医愈至祗候、大方脉一百五十员，置十五员。

和安、成和、成安、成全大夫

保和大夫 保安大夫

翰林良医 和安、成和、成安、成全郎

保和郎 保安郎

翰林医正 翰林医官

翰林医效 翰林医痊

翰林医愈 翰林医证

翰林医诊 翰林医候

翰林医学

右医正而止，十四阶，并政和制，馀[1]续增焉。

【注解】 ①馀：其他。

【白话文】 政和年间已经更换了武官的品级阶位以后，医官的品级阶位也重新更换制定，绍兴年间，因为这个原因特意削减了医官的名额。以前和安大夫到良医额定有二十个人，绍兴年间设置成五个；和安郎至医官有三十人，绍兴年间改成四人；医效十人，绍兴年间改成二人；医痊十人，绍兴年间改成一人；医愈官到祗候官、大方脉官总共一百五十人，绍兴年间改为设置十五人。具体如下：

和安、成和、成安、成全大夫

保和大夫 保安大夫

翰林良医 和安、成和、成安、成全郎

保和郎 保安郎

翰林医正 翰林医官

翰林医效 翰林医痊

翰林医愈 翰林医证

翰林医诊 翰林医候

以上到医正官就终止了，总共十四个等级，合并政和年间的制度，其他的陆续再增加。

宋御药院

【出处】 〔元〕脱脱等《宋史》。

【原文】 御药院，勾当官①无常员，以入内侍充。掌按验②秘方、以时剂和药品，以进御及供奉禁中之用。（旧制，勾当御药院迁官至遥领团练、防御者，谓之暗转，干冒恩泽，浸不可止。嘉祐五年，诏御药院内臣如当转出而特留者,俟其出,计所留岁月优迁之,更不许累计所迁资序。非勾当御药院而留者,其出更不推恩。)典③八人,药童十一人,匠④七人。(崇宁二年,并入殿中省⑤。)

【注解】 ① 勾当官:"勾当"的本义为主管、承揽、办理、处理之义。"勾当公事官"即办理公事的官员,从词义和实际职能上看,其职权范围较广,主要处理有关衙署的日常事宜,为中央和地方一般性的行政官员。除较为普遍的"勾当公事官"之外,宋代设各种勾当官,如勾当诸司、勾当马步军司、专勾司官、勾当皇城司、御药院勾当官以及龙图、于昌、宝文阁勾当官等。② 按验:检查。③ 典:主管。④ 匠:有手艺的人,此处指有医术的人。⑤ 殿中省:宋代的官署之一。

【白话文】 御药院的勾当官没有固定的人员,用内侍充当。主管检查秘方、制作方剂汤药等药品,供给宫里的皇帝、妃子等服用。(旧制,在御药院任勾当官而升迁做了遥领团练、防御的,叫作暗转,没有缘故的得到升迁,这种事情时常发生。嘉祐五年,皇帝下令如果御药院内的宦官转去别的部门做官而事先有特殊照顾或者预留职位的话,清查出去,按照他服侍皇帝的时间长短优厚的升迁他们,不允许身兼多职,累计优厚的待遇。不是在御药院担任勾当官后而留用的,离开御药院以后不给予恩典优待。)御药院主管八人,药童十一人,有医学技艺的人七个。(崇宁二年,合并入殿中省。)

太昊伏羲

【出处】 〔明〕徐春甫《古今医统大全·历世圣贤名医姓氏》。

【原文】 伏羲①氏以木德②王,风姓,蛇首人身③,生有圣德,象日月之明，故曰太昊。母居于华胥④之渚，履巨人迹，因始有妊，生帝，都于陈。其理天下也，仰观象于天，俯观法于地，中观万物于人，鸟兽之文与地之宜，近取诸身，远取诸物，始画八卦，以通神明之德，以类万物之情。造书契，以代结绳之政。作二十七弦之琴，三十六弦之瑟，以修身理性，反其天真。所以六气六腑、五脏五行，阴阳水火升降，得以有象；百病之理，得以类推。

【注解】 ① 伏羲：古代传说中中华民族人文始祖，是中国古籍中记载的最早的王，是中国医药鼻祖之一。② 木德：方士以金、木、水、火、土五行相生相胜，附会王朝的命运，以木胜者为木德。③ 蛇首人身：相传伏羲人首蛇身，此处应纠为"人首蛇身"。④ 华胥：传说中虚拟的理想国度，最早见于《列子·黄帝》。

【白话文】 伏羲氏以木德称王天下，姓风，蛇首人身，天生有圣德，有如日月般明亮，所以又称作太昊。传说他母亲住在华胥国的水边，一次踩了巨人的脚印，于是就怀孕了，生下了他，伏羲氏建都于陈。他探究世界的规律，仰观天，俯观地，中观人间万物，研究飞禽走兽的脚印和身上的花纹以及石头的形状，内观自身，外观世间万物，始创八卦，用来通晓神明之德，万物之情。创造文字，用来代替结绳记事之法。制作二十七弦之琴，三十六弦之瑟，以修身养性，返璞归真。他探求六气六腑、五脏五行，阴阳水火的升降，得出其规律；各种疾病的发病机理，得以推断。

太医院判

【出处】 〔民国〕赵尔巽《清史稿·艺术一》。

【原文】 吴谦①，字六吉，安徽歙县人。官太医院判，供奉内廷②，屡被恩赉③。乾隆中，敕编医书，太医院使钱斗保请发内府藏书，并征集天下家藏秘籍，及世传经验良方，分门聚类，删其驳杂，采其精粹，发其余蕴，补其未备，为书二部。小而约者，以为初学诵读；大而博者，以为学成参考。既而征书之令中止，议专编一书，期速成，命谦及同官刘裕铎为总修官。

谦以古医书有法无方，惟《伤寒论》《金匮要略》《杂病论》始有法有方。《灵》《素》而后，二书实一脉相承。义理渊深，方法微奥，领会不易，遂多讹错。旧注随文附会，难以传信。谦自为删定，书成八九，及是，请就谦未成之书，更加增减。于二书讹错者，悉为订正，逐条注释，复集诸家旧注实足阐发微义者，以资参考，为全书之首，标示正轨。次《删补名医方论》，次《四诊要诀》，次《诸病心法要诀》，次《正骨心法要旨》。书成，赐名《医宗金鉴》，虽出众手编辑，而订正《伤寒》《金匮》，本于谦所自撰。

【注解】 ① 吴谦：生卒年 1689—1748，清代医家，乾隆时为太医院院判，《医宗金鉴》的总修官。② 内廷：对外廷而言。清代内廷指乾清门内，皇帝召见臣下、处理政务之所。③ 恩赉：恩赐。

【白话文】 吴谦，字六吉，安徽歙县人。任太医院判，随侍于皇帝身边，多次受到皇帝的恩赐。乾隆年间，皇帝下诏编纂医书，太医院使钱斗保向朝廷表奏，要求拿出皇宫内所收藏的医书，并由朝廷颁布命令，广泛征集天下各家收藏的医学秘籍，以及世传下来的经验良方，分门别类，删除杂乱之处，摘取其中的精华，挖掘书中蕴含的医理，补充尚未说明之处，编成两本。内容简明的可作为初学者诵读用，内容广博的可作为医生临床诊治疾病时参考用。不久，皇帝下诏停止征书，令集中编纂一部书，并要求尽快完成，任命御医吴谦、刘裕铎担任总修官。

吴谦认为古代医书多是有法无方，到《伤寒论》《金匮要略》开始才有系统的理、法、方、药。在《灵枢》《素问》之后，《伤寒论》和《金匮要略》两部书实际是一脉相承的。但书中所论述的医理深奥，方法微妙，不易领会，常常造成讹误。以前的注释大多是随文衍义，难以让人信服。因此，吴谦亲自进行删订，在完成了十之八九时，他请奏朝廷组织人力对自己尚未完成的书籍再进行补充和修订。对《伤寒论》《金匮要略》中错误的注释，全部进行了校正，并对原文逐条加以注释，又汇集各个注家所做的注释中能阐发细微之处的，以供参考，撰成《订正仲景全书伤寒论注》和《订正仲景全书金匮要略注》，列为自己所编纂的书籍之首，以表明这两部经典之作是医家该遵循的规范。然后才是《删补名医方论》《四诊心法要诀》《杂病心法要诀》《正骨心法要旨》。吴谦等人的书编纂完成后，皇帝赐书名为《医宗金鉴》，此书虽集合了许多人共同编撰，但订正《伤寒论》《金匮要略》乃是吴谦亲自所为。

太乙活人

【出处】 〔明〕徐春甫《古今医统大全》。

【原文】 交州刺史杜燮中毒药而死，董奉以太乙散①和水沃②燮口中，须臾乃苏。燮自谓初死时，有一车门直入一处，内燮于土窟中，以土塞之。俄顷，闻太乙使至，追杜燮，遂开土窟，燮得出。

【注解】 ① 太乙散：此处应为"太一散"。组成：独活、续断、杜仲、肉桂、牛膝、附子、茯苓、人参、防风、白芍、当归、川芎、地黄、秦艽、甘草、细辛。主治：口眼㖞斜、麻木不仁、惊风痫窒、手足搐搦、不省人事。② 沃：浇,灌。

【白话文】 交州刺史杜燮吃了毒药死了,董奉以太乙散和水灌入杜燮口中,一会儿杜燮醒了。杜燮自称刚死的时候,有一专供车马进入的门径直接相通到某个地方,自己被放在土窟中,用土掩埋了。过了一会儿,听到太乙的使者到来,追寻自己,使者挖开土窟,自己才得救。

桃仁止咳

【出处】 〔汉〕东方朔《神异经》。

【原文】 东方有树,高五十丈,叶长八尺,名曰桃。其子径三尺二寸,和核羹①食之,令人益寿。食核中仁,可以治嗽。小桃温润,既②咳,人食之即止。

【注解】 ① 羹：用蒸煮等方法做成的糊状、冻状食物。② 既：已经。

【白话文】 东方有树,高五十丈,叶子长八尺,名字叫桃。它的果实有三尺二寸,连核煮烂着吃,可以延年益寿。吃了核中的仁,可以治疗咳嗽。因为比较温润,患了咳嗽,人吃了就能止住。

桐叶药方

【出处】 〔宋〕李昉《太平广记》。

【原文】 明经①赵瑜,鲁人,累举不第,困厄甚。因游太山,祈死于岳庙。将出门,忽有小吏自后至曰:"判官召。"随之而去。奄②至一厅事③,帘中有人云:"人所重者生,君何为祈死?"对曰:"瑜应乡荐④,累举不第。退无躬⑤耕之资,湮厄⑥贫病。无复生意,故祈死耳。"良久,闻帘中检阅簿书,既而言曰:"君命至薄,名第禄仕皆无分。既此见告,当有以奉济。今以一药方授君,君以此足给衣食。然不可置家,置家则贫矣。"瑜拜谢而出。至门外,空中飘大桐叶至瑜前,视之,乃书巴豆丸方于其上,亦与人间之方正同。瑜遂自称前长水令,卖药于夷门⑦市。饵其药者,病无不愈,获利甚多。道士李德阳,亲见其桐叶,已十余年,尚如新。

【注解】 ① 明经:是唐代科举考试的一科,指通明经术,参加考试,在当时称为应明经举。科举制度考试的科目,分为常科与制科两类。常科每年举行,科目有秀才、明经、进士、俊士、明法、明字、明算等五十多种。应试者以明经、进士二科最多。② 奄:忽然。③ 厅事:官署问案的厅堂。④ 乡荐:唐宋应试进士,由州县举荐,故称"乡荐"。⑤ 躬:亲自。⑥ 湮厄:沉沦困顿,困厄艰难。⑦ 夷门:典故名,典出《史记》卷七十七《魏公子列传》,是战国魏都城的东门,后泛指城门。

【白话文】 明经赵瑜是山东人,屡次参加科考都没考中,生活上穷困疾苦到了非常严重的地步。因而行访到太山,向岳庙中的神祈求速死。刚走出庙门,忽然有一个小官在身后喊他说:"阴间的判官召你去一趟。"赵瑜就跟着走。忽然间来到一个大厅上,听见门帘子后面有人说:"人们看重的是生存,你为什么祈求死亡呢?"赵瑜说:"我参加进士科考,几次都考不中。退一步讲连回家种田的本事都没有,又贫病交加。不再有活下去的念头,所以才求死啊。"过了好一会,听见帘子里传来翻查簿子的声音,然后帘里的人又说:"你的命运极其凉薄不幸,应试高中和当官享受俸禄的机缘完全没有,既然在这里听到了你的诉说,那就应该给你帮助才是。现在送给你一个药方。你凭借这个药方足够有吃有穿。但你不能成家,一旦成家你就还得受穷。"赵瑜拜谢后走出来。刚到门外,见空中飘下来一片大桐树叶子到了面前,一看,叶子上写着一副"巴豆丸"的药方,和人间的药方恰好相同。于是赵瑜就自称过去当过长水县令,在城门口市集上摆摊卖药。吃了他药的人,病没有不痊愈的,他也得了不少利益。道士李德阳,亲眼看见过赵瑜的那片桐叶,已经过了十多年了,桐叶还像新的一样。

铜枪化酒

【出处】 〔宋〕李昉《太平广记》。

【原文】 后汉末,有人得心腹瘕①病,昼夜切痛②。临终,敕③其子曰:"吾气绝后,可剖视之。"其子不忍违言,剖之,得一铜枪,容④数合许。后华佗闻其病而解之。因出巾箱⑤中药,以投⑥枪,枪即成酒焉。

【注解】 ①瘕:腹中结块的疾病。②切痛:极为疼痛。③敕:命令。④容:容量,大小。⑤巾箱:古人放置头巾的箱子,这里指小箱子。⑥投:给予。

【白话文】 后汉末年,有人腹中长一结块,白天黑夜疼痛无比。临死时,他对儿子说:"我死以后,可以剖腹把那东西拿出来,看看到底是什么。"他儿子不忍心违抗父命,于是剖腹,取出一个铜枪头,大小有数合。华佗听说后,就前去了解。华佗看完,从小箱子里取出药放在枪头上,枪头立刻化成了酒。

外科圣手

【出处】 〔西晋〕陈寿《三国志·方技传第二十九》。

【原文】 华佗①，字元化，沛国谯②人也，一名旉。游学徐土，兼通数经。沛相陈珪举孝廉，太尉黄琬辟③，皆不就。晓养性之术，时人以为年且百岁而貌有壮容。又精方药，其疗疾，合汤不过数种，心解分剂，不复称量，煮熟便饮，语其节度，舍去辄愈。若当灸，不过一两处，每处不过七八壮④，病亦应除。若当针，亦不过一两处，下针言"当引某许，若至，语人。"病者言"已到"，应便拔针，病亦行差。若病结积在内，针药所不能及，当须刳割⑤者，便饮其麻沸散，须臾便如醉死无所知，因破取。病若在肠中，便断肠湔洗⑥，缝腹膏摩，四五日差，不痛。人亦不自寤⑦，一月之间，即平复矣。

【注解】 ① 华佗：生卒年 145—208，东汉末年著名的医学家，医术全面，尤其擅长外科，精于手术，发明了麻沸散，开创了世界麻醉药物的先例，与董奉、张仲景并称为"建安三神医"。华佗被后人称为"外科圣手""外科鼻祖"，后人多用"神医华佗"称呼他，又以"华佗再世""元化重生"称誉有杰出医术的医师。② 沛国谯：今安徽亳州。③ 辟：指帝王召见并授予官职。④ 壮：灸法术语，指艾炷灸中的计数单位，每灸一个艾炷，称为一壮。⑤ 刳割：剖杀，切割。⑥ 湔洗：除去。⑦ 寤：通"悟"，觉悟，引申为认识到、感受到。

【白话文】 华佗，字元化，沛国谯人，又名华旉。曾在徐州地区求学，通晓数种经书。沛国相陈珪推荐他做孝廉，太尉黄琬征召任用，他都没有去。华佗通晓养生之术，当时的人认为他的年龄已接近百岁了可外表看上去还像青壮年。他又精通各种药方,他治病时,配制汤药不过用几味药,并且十分熟悉药物的分量、比例,一抓即得,用不着再称,药煎好便让病人服用,向病人交代一下注意事项和服药禁忌,病人吃完药就痊愈了。如果需要艾灸,也不过一两处穴位,每一处不过灸七八壮,病也好了。如需要扎针,也不过扎一两个穴位,下针时对病人说:"针感应当传到身体某处,如果感觉到了,请跟我说。"当病人说"已经感觉到了",他便应声起针,病也随之而愈。如果病患结积在体内,针灸、药物都不能奏效,需要剖开割除的,便让病人先喝麻沸散,很快病人就像醉死一样毫无知觉,于是他就动刀切开患处,割取结积物。如果病在肠内,就割除肠子的患病部位,然后缝好伤口,敷上膏药,四五天后,就能见好,不再疼痛。病人自己不觉痛苦,一个月左右,就能痊愈了。

王旻养生

【出处】〔宋〕李昉《太平广记》。

【原文】　太和先生王旻,得道者也。常游名山五岳,貌如三十余人。其父亦道成,有姑亦得道,道高于父。旻常言:"姑年七百岁矣。"有人知其姑者,常在衡岳,或往来天台罗浮①,貌如童婴。其行比陈夏姬②,唯以房中术致不死,所在夫婿甚众。天宝初,有荐旻者,诏征之,至则于内道场③安置。学通内外,长于佛教。帝与贵妃杨氏旦夕礼谒,拜于床下,访以道术,旻随事④教之。然大约在于修身俭约,慈心为本,以帝不好释典,旻每以释教引之,广陈报应,以开其志。帝亦雅⑤信之。旻虽长于服饵,而常饮酒不止,其饮必小爵,移晷^⑥乃尽一杯，而与人言谈，随机应对，亦神者也。人退皆得所未得。其服饰随四时变改。或食鲫鱼，每饭稻米，然不过多，至葱韭荤辛之物、咸酢^⑦非养生者，未尝食也。好劝人食芦菔根叶，云："久食功多力甚，养生之物也。"人有传世世见之，而貌皆如故，盖及千岁矣，在京多年。

【注解】 ① 天台罗浮：天台山和罗浮山，均为道教兴盛之地。② 陈夏姬：夏姬，姬姓，春秋时期郑国公主，是郑穆公的女儿，因为嫁给陈国的司马夏御叔为妻，因而称为陈夏姬。夏姬是春秋时代公认的四大美女之一，与多位诸侯、大夫通奸，史载她三次成为王后、先后七次嫁给别人为夫人，共有九个男人因为她而死，号称"杀三夫一君一子，亡一国两卿"。③ 内道场：设于宫内修行佛事的场所。④ 随事：身边的事物，这里指因势利导。⑤ 雅：向来。⑥ 晷：日影。⑦ 酢：酸味。

【白话文】 太和先生王旻是个得道之人，经常到名山五岳去云游，面貌像是三十多岁的人。他的父亲也修道成功了，有个姑姑也得道成仙了，道行比他父亲还高。王旻常说："我姑姑已经七百岁了。"有人知道他的姑姑，经常在南岳衡山，有时往来于天台山和罗浮山，面貌像孩童似的。她的品行与陈夏姬相近，全凭房中术以致不死，所到之处夫婿很多。天宝初年，有人举荐王旻，唐玄宗下令征召他，到京之后就把他安置到内道场。他的学问精通内外，对佛教有专长。唐玄宗与杨贵妃早晚以礼见他，拜倒在他的座下，询问他道术，王旻随所遇之事指点他们。然而大概在于他修身俭朴，以发善心为根本，因为唐玄宗不喜欢佛家经典，王旻常常拿佛教引导他，广泛陈述轮回报应之效，以开启皇帝的心志。皇帝也常常相信他的话。王旻虽然擅长服食药饵，却常常喝酒。他喝酒时必用小杯，日影移动了才把一杯酒喝尽。与人谈论，能随机应变地回答问题，也很神。人们离去时都得到了从未得到的收获。他的服饰随着四时的变化而改变。有时吃鲫鱼,经常吃稻米饭,但吃得不多,至于大葱、韭菜、荤腥辛辣的东西,咸酸不能保养身体的东西,他从来不吃。他喜欢劝别人吃芦根、萝卜一类根状菜,他说:"常吃功效多,体力强壮,是养生之物。"有人传说世世代代见到过他,他的面貌总是没有变化,大概快到一千岁,在京城已有许多年了。

文伯奇术

【出处】 〔唐〕李延寿《南史》。

【原文】 宋孝武路太后病,众医不识。文伯诊之曰:"此石博①小肠耳。"乃为水剂消石汤,病即愈。除②鄱阳王常侍,遗以千金,旬日恩意隆重。宋明帝宫人患腰痛牵心,每至辄③气欲绝,众医以为肉症。文伯曰:"此发症。"以油投之,即吐得物如发。稍引之长三尺,头已成蛇能动,挂门上适尽一发而已,病都差。宋后废帝出乐游苑门,逢一妇人有娠,帝亦善诊之,诊之曰:"此腹是女也。"问文伯,曰:"腹有两子,一男一女,男左边,青黑,形小于女。"帝性急,便欲使剖。文伯恻然④曰:"若刀斧恐其变异,请针之立落。"便写足太阴,补手阳明,胎便应针而落。两儿相续出,如其言。

【注解】 ①博:附在。②除:任命官职,除拜。③辄:就。④恻然:不忍的样子。

【白话文】 宋孝武帝的母亲路太后生病,众多医生都诊断不出是什么疾病。徐文伯诊察之后说:"这是有石头附在小肠上罢了。"于是服用汤剂消石汤,太后立即痊愈。因此朝廷任命他为鄱阳王常侍,赏赐千金，十余天一直得到隆重的恩赏。宋明帝的宫人腰痛牵动心脏，每每发作就像将要断气一样的程度，众医生都以为是腹中肉瘤所致。文伯说："这是发瘤。"于是让病人服油，立即吐出一物，状如头发，慢慢抽出就有三尺长，首端像蛇一样能动，挂在门上，恰好发瘤拉直后的长度与门的长度相当，病也全好了。宋后废帝出乐游苑门，遇上一妇人怀有身孕，皇上也善诊脉，诊脉后说："腹中是个女婴。"又问文伯，文伯说："腹中有两个婴儿，一儿一女，男孩在左边，皮肤青黑，身体比女孩小。"皇上性急，马上就要给妇人剖腹验证。文伯心中不忍，说："假若用到斧剖腹恐有不测变化，请让我用针灸的方法，胎儿立即就会掉下来。"便用泻法针刺足太阴脾经穴位，用补法针刺手阳明大肠经穴位，胎儿应针而产。两个胎儿相继产出，正如文伯所说的情形。

乌脚怪溪

【出处】〔宋〕沈括《梦溪笔谈》。

【原文】 漳州界有一水，号乌脚溪，涉者足皆如墨。数十里间水皆不可饮，饮则病瘴①，行人皆载水自随。梅龙图②公仪宦州县时，沿牒③至漳州，素多病，预忧瘴疠为害，至乌脚溪，使数人肩荷之，以物蒙身，恐为毒水所沾。兢惕过甚，睢盱瞿铄④，忽坠水中，至于没顶，乃出之，举体黑如昆仑⑤。自谓必死，然自此宿病尽除，顿觉康健，无复昔之羸瘵⑥，又不知何也。

【注解】 ① 瘴：瘴气，山林间湿热有毒、易致疾病的气，又称瘴疠。② 梅龙图：即梅挚，字公仪，成都新繁人，官至龙图阁学士。

③ 沿牒：随牒，服从上级指派，犹今言职务调动。④ 睢盱躩铄：惊视害怕过度紧张的样子。⑤ 昆仑：指"昆仑奴"，古人对南洋一带皮肤黝黑的人及非洲黑人的统称。⑥ 羸瘵：病弱。

【白话文】 漳州境内有一条河，叫做乌脚溪，蹚水过河的人，腿脚都会像被墨汁染过。数十里之间的水都不可饮用，饮用了就会得瘴气病，路过这里的人都自己随身带着饮用水。梅龙图公仪在州县为官时，调动到漳州，他素来多病，来之前就担心身体会更加遭受瘴疠的伤害，至乌脚溪，让数人用肩舆抬着他过河，并用物品把全身蒙住，恐怕被有毒的水沾染。由于过分紧张，战战兢兢，惊视着水中，忽然掉了下去，以至于淹没了头顶才被捞出来，全身都黑得像黑人。自以为必死无疑，然而从此以后，多年的旧病全都没有了，顿觉身体康健，不再像以前那样病弱，却又不明白这是什么缘故。

吴航山长

【出处】 〔民国〕赵尔巽《清史稿·艺术一》。

【原文】 陈念祖①，字修园，福建长乐人，乾隆五十七年举人。著《伤寒金匮浅注》，本志聪、锡驹之说，多有发明②，世称善本③。嘉庆中，官直隶威县知县，有贤声。值水灾，大疫，亲施方药，活人无算。晚归田，以医学教授，门弟子甚众，著书凡十余种，并行世。

【注解】 ① 陈念祖：生卒年 1753—1823，清代医学家，曾任吴航书院山长。② 发明：见解。③ 善本：指具有文献价值或文物价值的古代刻本和写本。

【白话文】 陈念祖，字修园，福建长乐人，乾隆五十七年的举人。

著有《伤寒金匮浅注》，此书在继承张志聪、张锡驹的主要学术观点之上加入了许多新的见解，世称善本。嘉庆中期，陈念祖官任直隶威县知县，是个贤明之官。在任上遇到水灾，瘟疫大流行，他亲自选药选方救治百姓，救活无数百姓。晚年归隐田园，讲授医学，其弟子门人众多，著书十余种，都流传于世。

吴县朴庄

【出处】 〔民国〕赵尔巽《清史稿·艺术一》。

【原文】 王丙，字朴庄，吴县人，懋修之外曾祖也。著《伤寒论注》，以唐孙思邈《千金方》仅采王叔和《伤寒论序例》，全书载《翼方》中，序次最古，据为定本①。谓："方中行、喻昌等删驳《序例》，乃欲申己见，非定论。"著《回澜说》，争之甚力。又著《古今权量考》，古一两准今六分七厘，一升准今七勺七秒②，承学者奉以为法。

【注解】 ① 定本：校正后改定的本子。② 秒：古代容量单位，十撮为一秒。

【白话文】 王丙，字朴庄，吴县人，清代名医陆懋修的外曾祖父。著有《伤寒论注》，认为唐代孙思邈的《千金方》中仅摘录了王叔和的《伤寒论序例》，其全文都记载在《千金翼方》中，他认为王叔和的《伤寒论序例》最早，应作为定本。他说："方有执、喻昌等人删改批驳王叔和的《伤寒论序例》，只是为了伸张自己的观点，却并非定论。"王丙写了《回澜说》，力陈此事。又著有《古今权量考》，将古代的一两定为现在的六分七厘，一升定为现在的七勺七秒，承袭他学说的人都将其奉为规范。

西昌老人

【出处】 〔民国〕赵尔巽《清史稿·艺术一》。

【原文】 喻昌①,字嘉言,江西新建人。幼能文,不羁,与陈际泰②游。明崇祯中,以副榜贡生③入都上书言事,寻诏徵,不就④,往来靖安间。披剃为僧,复蓄发游江南。顺治中,侨居常熟,以医名,治疗多奇中。才辩纵横,不可一世。著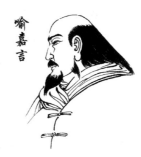《伤寒尚论篇》,谓林亿、成无己过于尊信王叔和,惟方有执⑤作条辨,削去叔和《序例》,得尊经之旨;而犹有未达者,重为编订,其渊源虽出方氏,要多自抒所见。昌通禅理,其医往往出于妙悟。《尚论后篇》及《医门法律》,年七十后始成。昌既久居江南,从学者甚多。

【注解】 ① 喻昌:生卒年 1585—1664,号西昌老人,明末清初著名医家,与张路玉、吴谦一起被誉为"清初三大家"。② 陈际泰:明末古文家,"临川四大才子"之一。③ 副榜贡生:贡入国子监的生员的一种,因在乡试录取名额外列入备取,称为"副榜贡生"。④ 不就:不被取纳。⑤ 方有执:明代伤寒学家,他认为《伤寒论》经王叔和编次改动,成无己注释又多窜乱,于是经二十年逐条考订,撰成《伤寒论条辨》八卷,喻昌《尚论篇》多据此书而成。

【白话文】 喻昌,字嘉言,江西新建人。少年时就能写得一手好文章,为人爽朗,与陈际泰交好。明崇祯年间,喻昌以副榜贡生的身份进入京城,他向皇帝上书言论国事,希望有所作为,却没被采纳,于是他离开京城,往来于南昌、靖安等地。曾皈依佛门为僧,后又重新留起头发，游历江南。顺治年间，喻昌住在常熟，因医术而出名，治疗多有奇效。他才学渊博，在当时无人能比。著有《伤寒尚论篇》，指出林亿、成无己过于尊崇王叔和，只有方有执写的《伤寒论条辨》，删减掉了王叔和的《伤寒论序例》，推崇伤寒原意；喻昌又认为《伤寒论条辨》中还有一些未能全部表述，于是他重新进行编订《伤寒尚论篇》，他的书虽然本于方有执的理论，但主要还是抒发自己的看法。喻昌精通禅理，他的医学理论多出于他奇妙的顿悟。《尚论后篇》及《医门法律》，在他七十岁之后才完成。喻昌后来久居江南，跟随其学习的人众多。

息石治狂

【出处】 〔宋〕沈括《梦溪笔谈》。

【原文】 随州医蔡士宁常宝一息石，云数十年前得于一道人。其色紫光，如辰州丹砂，极光莹，如映人，搜和药剂。有缠纽之纹，重如金锡。其上有两三窍，以细箴剔之，出赤屑如丹砂。病心狂热者，服麻子许①即定。其斤两岁②息③。士宁不能名，乃以归余。或云昔人所练丹药也。形色既异，又能滋息，必非凡物，当求识者辨之。

【注解】 ①许：大小。②岁：每年。③息：生长，滋息。

【白话文】 随州医生蔡士宁曾珍藏了一块息石，说这是他几十年前，从一道士那儿得到的。这块息石呈紫色的光泽，如同辰州的丹砂，很有光泽，能映照出人的身影，也能入药。石上有缠纽的纹路，和金锡一般重的质地。石上有两三个小孔，用细蒇剔小孔，小孔中就会出丹砂一样的红色粉末。心有狂热病的人，只要服食麻子大小一点的粉末心病就安定了。它的重量逐年增加，蔡士宁说不出这石的名字,就把它送给了我。有人说,这是过去的人炼的丹药。这石头的形和色特别,又能增长,一定不是平常的东西,应当寻求能懂的来辨认。

侠义鼓峰

【出处】 〔民国〕赵尔巽《清史稿·艺术一》。

【原文】 高斗魁①,字旦中,又号鼓峰,浙江鄞县人,诸生②。兄斗枢,明季死国难。斗魁任侠③,于遗民罹难者,破产营救。妻因事连及,勒自裁。素精医,游杭,见舁④棺者血沥地,曰:"是未死!"启棺,与药而甦⑤。江湖间传其事,求治病者无宁晷⑥。著《医学心法》,又吹毛⑦编,则自记医案也。其论医宗旨,亦近于张介宾⑨。

【注解】 ① 高斗魁:生卒年 1623—1671,明末清初医家。② 诸生:明清两代称已入学的生员。③ 任侠:凭借权威、勇力或财力等手段扶助弱小,帮助他人。④ 舁:抬。⑤ 甦:同"苏",苏醒。⑥ 宁晷:安定的时刻。⑦ 吹毛:比喻事情易为,不费大力气。⑧ 张介宾:即张景岳,明代医家。

【白话文】 高斗魁,字旦中,又自号鼓峰,浙江鄞县人,为明代诸生。其兄高斗枢在明末死于国难。高斗魁为人侠义,曾倾出家产救济明王朝遗民,获罪之后妻子也被勒令自尽。高斗魁精通医术,游历杭州期间,见有人抬着棺材走在路上,棺材中有血滴在地上,他说:"这个人还没死!"于是开棺灌药使之苏醒。民间一直流传这件事,所以找他看病的人就没有停止过。高斗魁著有《医学心法》,又顺便记录了自己的医案。他的学术思想与张介宾相近。

仙人指药

【出处】 〔南梁〕萧子显《南齐书》。

【原文】 雁门解仲恭，亦侨居①南郡，家行敦睦，得纤毫财利，辄与兄弟平分。母病经时②不差，入山采药，遇一老父语之曰："得丁公藤，病立愈。此藤近在前山际高树垂下便是也。"忽然不见。仲恭如其言得之，治病，母即差。至今江陵人犹有识此藤者。

【注解】 ① 侨居：客居。② 经时：长时间。

【白话文】 雁门人解仲恭，也客居于南郡。家风敦厚和睦，如果得到一点点的财利，就马上与兄弟们平分。母亲生病长期不得痊愈，他就进山采药，碰见一位老翁告诉他说："能得到丁公藤，病立刻会好。在前山边那棵高树上垂下来的就是这种藤。"说完忽然不见踪影。解仲恭按照他所说的终于获得了丁公藤，拿来治病，母亲立刻痊愈。至今江陵仍有认识这种藤的人。

消魔愈疾

【出处】 〔东晋〕干宝《搜神记》。

【原文】 汉时有杜兰香者，自称南康人氏。以建业四年春，数诣①张传。传年十七，望见其车在门外，婢女通言②："阿母所生，遗授配君，可不敬从？"传，先名政硕，硕呼女前，视，可③十六七，说事邈然久远。有婢子二人：大者萱支,小者松支。钿④车青牛上,饮食皆备。
作诗曰："阿母处灵岳,时游云霄际。众女侍羽仪,不出壃宫外。飘轮
送我来,岂复耻尘秽⑤?从我与福俱,嫌我与祸会。"至其年八月旦,复
来,作诗曰："逍遥云汉⑥间,呼吸发九嶷⑦。流汝不稽路,弱水何不
之。"出薯蓣子三枚,大如鸡子,云："食此,令君不畏风波,辟寒温。"硕
食二枚,欲留一,不肯,令硕食尽。言："本为君作妻,情无旷远,以年
命未合,且小乖⑧,太岁东方卯,当还求君。"兰香降时,硕问祷祀何如。
香曰："消魔自可愈疾,淫⑨祀无益。"香以药为消魔。

【注解】 ① 诣:往。② 通言:通报,传达。③ 可:大约。④ 钿:
用金属宝石等镶嵌做装饰。⑤ 尘秽:污秽,指人间。⑥ 云汉:银河。
⑦ 九嶷:山名,又名苍梧山,位于湖南省南部永州市宁远县境内。
⑧ 乖:违背,不协调。⑨ 淫:过多。

【白话文】 汉代时有个叫杜兰香的人,自称是南康人氏。在建
业四年春天,她屡次来找张傅。张傅当时十七岁,望见她的车子停在
门外,而她的丫鬟来传达她的话说："我娘生了我,让我嫁给您,我哪
能不恭敬从命呢?"张傅先前已把名字改成了张硕,张硕便呼唤这女
子走上前来,打量了一番,大约十六七岁,而她谈到的却都是很久很
久以前的事。她有丫鬟二人:大的叫萱支,小的叫松支。装饰着金花
的车用青牛拉着,车上吃的喝的都齐备。她作诗道:"我娘住在神山
上,经常游览九重天。羽毛仪仗婢女持,宫墙外头不露面。轻灵车轮
送我来,难道再羞住人间?依从我幸福能相伴,嫌弃我祸患在面前。"
到那一年八月初一,她又来了,作诗道:"自由往来天河间,呼吸散发
九嶷山。追求你呵不停步,纵是险阻无所不往。"她拿出山药果三个,
像鸡蛋一样大,对张硕说:"把这吃了,让您不怕风浪,不受冷暖的影
响。"张硕吃了两个,想留一个,她不肯,让张硕吃光。她又对张硕说:
"我本来要给您做妻子,感情可别疏远了。只因为我现在年龄还没有

到数，其中稍微有点不协调。等到太岁位于东方卯次的单阏年，我会回来追求您的。"杜兰香降临时，张硕问："祈祷祭祀的事怎么样?"杜兰香说："消魔本来就能治好疾病，过分地祭祀并没有好处。"杜兰香把药物称为"消魔"。

销鱼之精

【出处】　〔明〕江瓘《名医类案》。

【原文】　句容县佐史，能啖鲙①至数十斤，恒食不饱。县令闻其善啖，乃出百斤，史快食至尽，因觉气闷，久之，吐一物，状如麻鞋底。令命洗出安鲙所，鲙悉成水。医莫能名之。令小吏持往扬州卖之，冀有识者。诫之，若有买者，但高举其价，看至几钱。有胡求买，增价至三百贯文，胡辄还之，初无酬酢②。人谓胡曰：是句容县令家物。问此是何物，胡云：是销鱼之精，亦能销腹中块病。人患者，以一片如指端，绳系之，置病所，其块即销。我本国太子少患此病，王求愈病者，赏之千金。君若见卖，当获大利。令竟卖半与之。

【注解】　① 鲙：即"鳓鱼"，亦作"快鱼"。② 酬酢：斟酌考虑。

【白话文】　句容县的辅佐官吏，喜欢吃鲙鱼，能吃数十斤，而且怎么吃都吃不饱。县令听说他能吃，便给了他百斤的鲙鱼，他快吃完的时候，就觉得气闷，过了一会儿，吐出来一样像麻鞋底的东西。县令让人冲洗干净，放到养鲙鱼的地方，鱼都化成了水。医生里没有能说出这是什么的人。让小吏去扬州卖这奇物，希望能有人识出这是什么宝物。而且嘱咐小吏说："如果有人买，只管抬高价钱，看看到底能卖多少钱。"有个西域来的人要买，小吏加价到三百贯，胡人于是还给他,一点也没有斟酌。有人对胡人说这是句容县令家里的东西,请问这是什么?胡人说:"这个叫做'销鱼之精',能用来治疗腹中结块的病。人患了结块的病,只要像指头大小一块,用绳子系住,吞下置于腹中结块的地方,结块就会消。我国家的太子患了腹中结块的病,国王正在求购此物,用千金作为赏赐。您如果能买到的话,定能获得很多钱财。"县令便卖了一半给胡人。

杏林佳话

【出处】〔明〕欧大任《百越先贤志》。

【原文】董奉,字君异,侯官人也……一年,乃求去,还庐山下,居山间,时时为人咒水①治病,不取钱物。重病愈者,但使栽杏五株,轻者一株,数年,有杏七万余株。杏每熟时,奉于树下作一簟②仓,语人曰:"买杏者自将一器谷置仓中,取杏一器。"有纳谷少而取杏多者,虎随后逐之,自是,买杏更无欺者。奉以其所得谷赈救贫穷,供给行旅,岁消三千斛,谷尚有余。盖神仙者流仁术济世者也。后人于其栽杏处祠祀至今焉。

【注解】①咒水:古代筮术之一,对水行咒作法,据说饮之能治病祛邪。②簟仓:竹仓。

【白话文】董奉,字君异,侯官人……一年之后,董奉离开,回到庐山下,住在山间,时常为别人治病,不收取钱财。如果病重的人治愈了,就让病人种五棵杏树,病轻的就种一棵,过了许多年,已经有了七万多棵杏树。每当杏子熟了,董奉就在树下建一个竹仓,对其他人说:"要买杏子的话就在仓房里倒一罐粮食,拿走一罐杏子。"有倒了很少粮食却拿了很多杏子的人，老虎就一直追他。自从那之后，买杏子的人就再也不敢有欺瞒了。董奉拿他所换到的粮食救济贫穷的百姓，供给过路的旅人，一年散发出去三千斛粮食，还有剩余。人们都猜测他是神仙一类的人物，以仁术来救济世人的。后人在他种植杏树的地方建立了祠堂来纪念他，直到现在。

雄黄辟鬼

【出处】 〔宋〕李昉《太平广记》。

【原文】 刘无名好道探玄，不乐名利。弱冠①，阅道经，学咽气朝拜、存真内修之术。常以庚申日守三尸②，存神默咒，服黄精、白术，志希延生。或见古方，言草木之药，但愈疾微效，见火辄为灰烬，自不能固，岂有延年之力哉？乃涉历山川，访师求道。数年入雾中山，尝遇人教其服饵雄黄，三十余年。一旦有二人，赤巾朱服，径③诣其室。刘问其何人也？何以及此？对曰："我泰山直符④，追摄子耳。不知子以何术，顶有黄光。至三日矣，冥期迫促，而无计近子，将恐阴符遣责，以稽⑤延获罪，故见形相问耳。"刘曰："余无他术，但冥心至道，不视声利，静处幽山，志希度世而已。"二使曰："子之黄光，照灼于顶，迢高数丈，得非雄黄之功？"

【注解】 ① 弱冠：古人二十岁行冠礼，以示成年，但体犹未壮，还比较年少，故称"弱"；冠，指代成年。② 三尸：指三尸神，成形于汉族阴阳五行学说，渗透到医学领域，对藏象学说的形成产生了很大影响。道教认为，人身中有三条虫，称为上尸、中尸、下尸，分别居于上、中、下三丹田。③ 径：直截了当。④ 直符：汉族传说中的神仙，又叫天乙贵人。⑤ 稽：停留。

【白话文】 刘无名喜好道术，研究玄理，不喜欢名利。二十岁左右的时候，阅读道经，学习咽气朝拜、存真内修之术。常以庚申日守三尸神，保存精神默念咒语，吃黄精、白术，志向是希望延长寿命。有时看见古代药方上说的草木之类的药，只是治愈疾病有微效，遇见火就成灰烬，自己都不能稳固，怎么能有延年益寿的作用呢？于是跋山涉水，游历名山大川，访师求道。几年后进入雾中山，曾经遇到一个人，叫他吃雄黄，达三十多年。一天有两个包红头巾穿红衣服的人，直闯进他的住室。刘无名问他们是什么人？为什么到他这来？那两个人回答说："我们是泰山的直符神，追赶勾取你。但不知你用的什么法术，头顶上有黄光，我们到这里三天了，阴曹地府的期限紧迫，然而没有办法靠近你，又害怕阴府怪罪谴责，因停留延误期限而获罪，所以现出身形向你询问。"刘无名说："我没有别的法术，只是深入地静心至道，不追求名声利禄，安静地置身深山，志向是希望度世罢了。"二位使者说："你的黄光，照耀在头顶上，高过几丈，恐怕是雄黄的功用吧？"

秀水医家

【出处】 〔民国〕赵尔巽《清史稿·艺术一》。

【原文】 徐彬，字忠可，浙江嘉兴人，昌之弟子。著《伤寒一百十三方发明》及《金匮要略论注》，其说皆本于昌。《四库》著录《金匮要略》，即用彬论注本。凡疏释正义①，见于注；或賸义②及总括诸证不可专属者，见于论。彬谓："他方书出于凑集，就采一条，时亦获验。若

《金匮》之妙,统观一卷,全体方具。不独察其所用,并须察其所不用。"世以为笃论③。

【注解】 ① 疏释正义:释,古书原文意义为"注",指对古书的注解。疏,指在注的基础上再进一步作注,也可认为是对注的解释;正义,解释经传而得正确的含义。② 賸义:剩义,未言及的经义。③ 笃论:恰当的评论。

【白话文】 徐彬,字忠可,浙江嘉兴人,喻昌的弟子。著有《伤寒一百十三方发明》和《金匮要略论注》,其学说都来源于喻昌。《四库全书》中收录的《金匮要略》,用的便是徐彬的论注本。所有的疏释正义都见于注,剩义以及总括诸证未能包含的,见于论。徐彬说:"其他方书出于凑集,摘录它的一条,有时也有效验。而《金匮》之奥妙,统观一卷,全体毕现,不仅要考察它所用,而且必须考察其所不用。"世人都认为这是恰当的评论。

徐赵异术

【出处】 〔明〕欧大任《百越先贤志》。

【原文】 徐登者,闽中人也。本女子,化为丈夫,善巫术。东阳赵炳,能为越方①,善禁咒②。时兵乱,疾疫大起,二人遇于乌伤溪水之上,遂约共以其术疗病,各相谓曰:"今既同志,且可各试所能。"登乃禁溪水,水为不流;炳禁树,树即生荑③;禁人,人不能起;禁虎,虎伏;以大钉钉柱入尺许,盛气吹之,钉跃出,射去如弩箭之发;以盆盛水,吹气作禁,鱼龙立见。二人相视而笑,共行其道焉。登年长,炳师事之。贵尚清俭,礼神,唯以东流水为酌④,削桑皮为脯,但⑤行禁架⑥,

所疗皆除。后登物故⑦，炳东入章安，人为立祠于永康，曰赵侯祠，蚊蚋不入也。

【注解】 ① 越方：旧说越人好巫术，越巫所施的禁咒之术，即称"越方"。② 禁咒：亦作禁祝、禁咒，相传以真气、符咒等治病邪、克异物、禳灾害的一种法术。③ 荑：草木嫩芽。④ 酹：斟酒。⑤ 但：只要，表示假设或条件。⑥ 禁架：犹禁咒。⑦ 物故：亡故。

【白话文】 徐登，是闽中人。本是女子，但变装为男子，擅长巫术。东阳的赵炳能够施巫术，擅长施行禁咒之术。当时兵荒马乱，疫病流行，两人在乌伤溪水之上相遇，于是就约定用各自的法术来治疗疾病，向对方说："我们两人有着相同的志向，让我们试试各自的能力吧。"徐登于是对着面前流动的溪水使用禁术，溪水就停止流动。赵炳对着枯树施用禁法，枯树马上长出了新芽。他禁人时，人就站不起来；禁老虎时，老虎就趴在地上。把大铁钉敲入木柱子一尺来深，再用禁术对着它吹口气，铁钉就会像箭一样从柱子里射出来。用水盆盛着水，对着它吹口气施展禁术，水中便出现了鱼和龙。二人相视而笑，一起同行，用道术去治病济人。徐登较为年长，赵炳就把他当作师父来对待。他们崇尚节俭，在礼拜神灵时，只舀一些东流水来代替酒，削一些桑白皮来充当肉脯，只要他们施行禁咒，疾病都可以治好。后来徐登辞世了，赵炳便向东行来到章安，人们为他在永康建立了祠堂，叫做赵侯祠，蚊、蚋一类的飞虫都不往祠堂里飞。

玄晏先生

【出处】 〔唐〕房玄龄等《晋书·皇甫谧》。

【原文】 皇甫谧①,字士安,幼名静,安定②朝那③人,汉太尉嵩之曾孙也。出后叔父,徙居新安④。年二十,不好学,游荡无度,或以为痴。尝得瓜果,辄进所后叔母任氏。任氏曰:"《孝经》云:'三牲⑤之养,犹为不孝。'汝今年余二十,目不存教,心不入道,无以慰我。"因叹曰:"昔孟母三徙以成仁,曾父烹豕以存教,岂我居不卜邻,教有所阙,何尔鲁钝之甚也! 修身笃学,自汝得之,于我何有!"因对之流涕。谧乃感激,就乡人席坦受书,勤力不怠。居贫,躬自稼穑⑥,带经而农,遂博综典籍百家之言。沈静寡欲,始有高尚之志,以著述为务,自号玄晏先生。著《礼乐》《圣真》之论。后得风痹疾,犹手不辍卷。

太康⑦三年卒,时年六十八。子童灵、方回等遵其遗命。

谧所著诗赋诔⑧颂论难甚多,又撰《帝王世纪》《年历》《高士》《逸士》《列女》等传,《玄晏春秋》,并重于世。门人挚虞、张轨、牛综、席纯,皆为晋名臣。

【注解】 ① 皇甫谧:生卒年 215—282,自号玄晏先生,三国西晋时期学者、医学家、史学家,其著作《针灸甲乙经》是中国第一部针灸学的专著。② 安定:古地名,在今宁夏固原市原州区。③ 朝那:古地名,在今宁夏彭阳县境内。④ 新安:今河南新安县。⑤ 三牲:古代以牛、羊、猪为大三牲,也以猪、鱼、鸡为小三牲。⑥ 稼穑:种植与收割,泛指农业劳作。⑦ 太康:西晋武帝司马炎统一三国后所用的年号。⑧ 诔:哀悼死者的文章。

【白话文】 皇甫谧,字士安,幼名皇甫静,安定朝那人,汉代太尉皇甫嵩的曾孙。过继给叔父后,迁居到新安。二十岁了还不喜欢读书,整天东游西荡,有人认为他是傻子。一次,他得到瓜果,便送给叔母任氏。任氏说:"《孝经》上说:'虽用三牲奉养,如果让父母担忧,还是不孝。'你现在二十多岁,目不存教育,心不纳道义,没有什么能安慰我。"她感叹道:"从前孟母三次迁居使孟子成仁,曾参的父亲杀猪以行教诲,究竟是我居住时没有选择好邻居呢,还是教育缺少方法呢?为什么你愚钝得这么厉害呢?修身心重学业,是你自己得到好处,对我有什么呢?"因而对着他流泪。皇甫谧被感动,从此发奋读书,到同乡人席坦那儿读书,勤奋不息。由于家中贫穷,他耕种时还带着经书,逐渐博通典籍和百家之言。皇甫谧沉稳闲静,清心寡欲,开始有了高尚之志,以写书为任务,自号为玄晏先生。著有《礼乐》《圣真》论。后来得了手脚麻木之症,还是手不释卷。

太康三年,皇甫谧病逝,享年六十八岁。儿子童灵和方回等遵从他的遗命对他进行安葬。

皇甫谧所著的诗赋等各类文章很多,还写了《帝王世纪》《年历》《高士》《逸士》《列女》等传记以及《玄晏春秋》等,都受到世人重视。他的弟子挚虞、张轨、牛综、席纯都是晋代有名的臣子。

悬壶济世

【出处】 〔南朝宋〕范晔《后汉书》。

【原文】 费长房者,汝南人,曾为市掾①。市中有老翁卖药,悬一壶于肆头②,及市罢,辄跳入壶中,市人莫之见,唯长房于楼上睹之,异焉。因往再拜,奉酒脯。翁知长房之意其神也,谓之曰:"子明日可更来。"长房旦日复诣翁,翁乃与俱入壶中。唯见玉堂华丽,旨酒甘肴③盈衍其中,其饮毕而出。翁约不听与人言之。复乃就楼上候长房曰:"我神仙之人,以过见责,今事毕当去,子宁能相随乎?楼下有少酒,与卿为别"……长房遂欲求道,随从入深山,翁抚④之曰:"子可教也,遂可医疗众疾。"

【注解】 ① 市掾：管理市场的官员。② 肆头：街头，集市上。③ 甘肴：佳肴。④ 抚：指按。

【白话文】 费长房，汝南人，曾做过集市管理官。市中有老翁卖药，挂一把壶在集市街头，等买卖做完，就跳入壶中，市人谁也没看见，只有长房在楼上看见，觉得奇怪。于是去拜见老翁，献上酒和干肉为礼。老翁知道长房的来意是因为自己的奇异，便对长房说："你明日可再来。"长房次日天明又造访老翁，老翁就带长房一起进入壶中。只见壶里白玉殿堂庄严华丽，醇酒好菜满布在内，两人一道喝完酒才出来。老翁要求他不与别人讲及此事。后来老翁到楼上等候长房并说道："我本是神仙，因为犯了过失受处分，现在事情结束应该回去了，你难道还能同我一道走吗？楼下有一些的酒，就此和你告别"……长房想求做神仙之道，就跟老翁到了深山，老翁按着长房道："你值得培养啊，可以行医治疗众生百姓的疾病。"

悬丝诊脉

【出处】 〔明〕吴承恩《西游记》。

【原文】 话表孙大圣同近侍宦官，到于皇宫内院，直至寝宫门外立定，将三条金线与宦官拿入里面，吩咐："教内宫妃后，或近侍太监，先系在圣躬左手腕下，按寸关尺三部上，却将线头从窗棂儿穿出与我。"真个那宦官依此言，请国王坐在龙床，按寸关尺以金线一头系了，一头理出窗外。行者接了线头，以自己右手大指先托着示指，看了寸脉；次将中指按大指，看了关脉；又将大指托定环指，看了尺脉。调停自家呼吸，分定四气①五郁②、七表③八里④九候⑤、浮中沉、沉中浮,辨明了虚实之端。又教解下左手,依前系在右手腕下部位。行者即以左手指,一一从头诊视毕,却将身抖了一抖,把金线收上身来,厉声高呼道:"陛下左手寸脉强而紧,关脉涩而缓,尺脉芤且沉;右手寸脉浮而滑,关脉迟而结,尺脉数而牢。夫左寸强而紧者,中虚心痛也;关涩而缓者,汗出肌麻也;尺芤而沉者,小便赤而大便带血也。右手寸脉浮而滑者,内结经闭也;关迟而结者,宿食留饮也;尺数而牢者,烦满虚寒相持也。诊此贵恙是一个惊恐忧思,号为双鸟失群之证。"那国王在内闻言,满心欢喜,打起精神高声应道:"指下明白,指下明白!果是此疾!请出外面用药来也。"大圣却才缓步出宫。早有在旁听见的太监,已先对众报知。须臾行者出来,唐僧即问如何,行者道:"诊了脉,如今对证制药哩。"众官上前道:"神僧长老,适才说双鸟失群之证,何也?"行者笑道:"有雌雄二鸟,原在一处同飞,忽被暴风骤雨惊散,雌不能见雄,雄不能见雌,雌乃想雄,雄亦想雌,这不是双鸟失群也?"众官闻说,齐声喝采道:"真是神僧,真是神医!"称赞不已。当有太医官问道:"病势已看出矣,但不知用何药治之?"行者道:"不必执方,见药就要。"医官道:"经云药有八百八味,人有四百四病。病不在一人之身,药岂有全用之理?如何见药就要?"行者道:"古人云,药不执方,合宜而用,故此全征药品,而随便加减也。"那医官不复再言,即出朝门之外,差本衙当值之人,遍晓满城生熟药铺,即将药品,每味各办三斤,送与行者。行者道:"此间不是制药处,可将诸药之数并制药一应器皿,都送入会同馆,交与我师弟二人收下。"医官听命,即将八百八味每味三斤及药碾、药磨、药罗、药乳并乳钵、乳槌之类都送至馆中,一一交付收讫。

【注解】 ① 四气:喜、怒、哀、乐四种情绪。② 五郁:木郁、火郁、土郁、金郁、水郁称为五郁。③ 七表:脉象,浮、芤、滑、实、弦、紧、洪,七表为阳。④ 八里:脉象,微、沉、缓、涩、迟、伏、濡、弱,八里属阴。⑤ 九候：脉诊方法，其中全身遍诊法，以头部、上肢、下肢各分天、地、人三部，合为九候；寸口脉法以寸、关、尺三部各分浮、中、沉、合为九候。

【白话文】 话说孙大圣同近侍宦官，到了皇宫内院，一直到寝宫门外站立，将三条金线让宦官拿进屋里，吩咐说："教内宫后妃，或身边的侍从太监，先系在国王左手手腕下，按寸关尺三部系上，将线头从窗棂儿穿出来给我。"那宦官依照他说的，请国王坐在床上，按寸关尺用金线一头系住，一头伸出窗外。孙悟空接了线头，用自己右手拇指先托着示指，看了寸脉；再用中指按拇指，看了关脉；最后将拇指托固定环指，看了尺脉。调停自家呼吸，分定四气五郁、七上八里九候、浮中沉、沉中浮，辨明了虚实的开端。又让解下左手，依照前面的方法系在右手腕下部位。孙悟空就用左手手指，从头诊断完毕，却将身抖抖，把金属线收上身来，厉声高叫道："陛下左手寸脉强而紧，关脉涩而缓，尺脉芤且沉；右手寸口脉浮而滑，关脉迟而结，尺脉数而牢。左手寸脉强而紧的人，中气虚弱心痛；关脉涩而缓慢的，出汗肌肤麻木；尺脉芤而沉的，小便赤，大便带血。右手寸口脉浮而滑的，内结经闭；关脉迟而结的，宿食留饮；尺脉数而坚牢的，烦闷虚寒。诊断这种富贵病是惊恐忧思，称为双鸟失群证。"那国王在里面听到他说的话，满心欢喜，打起精神大声回答道："指下明白，指下明白！ 果然是这个病！ 请从外面进来用药物。"孙悟空方才缓步出宫。很早就有在旁边听见的太监，已向大家报告。片刻孙悟空出来，唐僧就问怎么样了，孙悟空回答说："诊了脉，现在对证制药。"众官上前问道："神僧长老，刚才说的双鸟失群证，是什么样的呢？"孙悟空笑着回答："有雌雄两只鸟，原本在一起飞翔，忽然被暴风暴雨惊散，雌鸟不能见到雄鸟，雄鸟不能见到雌鸟，雌鸟想雄鸟，雄鸟同样也想雌鸟，这不就是双鸟失群吗？"众官听说后，齐声喝彩道："真是神僧，真是神医！"称赞不已。当有医官问道："病已看出来了，只是不知道用什么药治疗？"孙悟空回答说："不一定要按药方，见药就要。"医官说："经典上说药物有很多种，人有各种疾病。病不同时在一个人的身体，药岂有全用的道理，如何见药就要？"孙悟空回答说："古人说，药不执方，合理地使用，所以要全部药物，而随意加减了。"那医官不再说什么，立即出城门之外，就差当值的人，遍寻满城生熟药铺，将药品每味各买三斤，送与孙悟空。孙悟空说："这里不是制药处，可将各种药物的数目和制药的一切器皿，都送入会同馆，交给我师弟二人收下。"医官听命，立即将八百八味药，每味三斤，以及药碾、药磨、药罗、药乳和研钵、乳槌之类都送至馆中，全部交付清楚。

药贡天朝

【出处】 〔清〕黄维翰《渤海国记》。

【原文】 贡献品曰鹰、曰鹘①、曰马、曰熊皮、曰罴②皮、曰大虫③皮……曰人参、曰松子、曰白附子、曰昆布（南海之昆布，明董越《朝鲜赋》，锴刘昆布海衣。注云：昆布如棕叶绿色，震志今名海带）……罴皮、大虫皮、蜜玳瑁酒杯，见《日本史》。余见《册府元龟》④……（唐同光）二十五年二月，政堂省守和部少卿裴璆，朝于唐，贡人参、松子、昆布、黄明细布、貂鼠皮被一褥、六发靴革、奴子二。五月唐授裴璆右赞善大夫。二十六年，为后唐明宗天成元年，使陈林等百一十六人朝，进儿女口各三人，人参、昆布、白附子、虎皮等。

【注解】 ① 鹘：古书上说的一种鸟，短尾，青黑色。② 罴：棕熊。③ 大虫：老虎。④《册府元龟》：北宋四大部书之一。

【白话文】 贡献品有鹰、有鹘、有马、有熊皮、有棕熊皮、有老虎皮……有人参、有松子、有白附子、有昆布（南海的昆布，明代董越的《朝鲜赋》写道：昆布海衣。注释说：昆布像绿色的棕叶，震志现在叫海带）……棕熊皮、老虎皮、蜜玟瑁酒杯，见于《日本史》。其余见于《册府元龟》这本书……（唐同光）二十五年二月，政堂省守和部少卿裴璆到唐朝参拜，进贡了人参、松子、昆布、黄明细布、貂鼠皮被一条、六发靴革、奴仆两人。五月唐朝授予裴璆"右赞善大夫"的职位。同光二十六年，即后唐明宗天成元年，派遣陈林等一百一十六人进朝廷参拜，进贡儿女口各三人，以及人参、昆布、白附子、虎皮等。

医案之父

【出处】 〔西汉〕司马迁《史记·扁鹊仓公列传》。

【原文】 太仓公①者，齐太仓长，临菑人也，姓淳于氏，名意。少而喜医方术。高后②八年，更受师同郡元里公乘阳庆。庆年七十余，无子，使意尽去其故方，更悉以禁方予之，传黄帝、扁鹊之脉书，五色诊病③，知人生死，决嫌疑④，定可治，及药论，甚精。受之三年，为人治病，决死生多验。然左右行游诸侯，不以家为家，或不为人治病，病家多怨之者。

文帝四年中，人上书言意，以刑罪当传⑤西之长安。意有五女，随而泣。意怒，骂曰："生子不生男，缓急无可使者！"于是少女缇萦伤父之言，乃随父西。上书曰："妾父为吏，齐中称其廉平，今坐法当刑，妾切痛死者不可复生而刑者不可复续，虽欲改过自新，其道莫由，终不可得。妾愿入身⑥为官婢，以赎父刑罪，使得改行自新也。"书闻，上悲其意,此岁中亦除肉刑⑦法。

意家居,诏召问所为治病死生验者几何人也,主名为谁。

诏问故太仓长臣意:"方伎⑧所长,及所能治病者? 有其书无有? 皆安受学? 受学几何岁? 尝有所验,何县里人也? 何病? 医药已,其病之状皆何如? 具悉而对。"臣意对曰:

> 自意少时,喜医药,医药方试之多不验者。至高后八年,得见师临菑元里公乘阳庆。庆年七十余,意得见事之。谓意曰:"尽去而方书,非是也。庆有古先道遗传黄帝、扁鹊之脉书,五色诊病,知人生死,决嫌疑,定可治,及药论书,甚精。我家给富,心爱公,欲尽以我禁方书悉教公。"臣意即曰:"幸甚,非意之所敢望也。"臣意即避席⑨再拜谒,受其脉书上下经、五色诊、奇咳术⑩,揆度阴阳外变、药论、石神⑪、接阴阳⑫禁书,受读解验之,可一年所。明岁即验之,有验,然尚未精也。要事之三年所,即尝已为人治,诊病决死生,有验,精良。今庆已死十年所,臣意年尽三年,年三十九岁也。

【注解】 ① 太仓公:即淳于意(约前233—前153),西汉初齐临淄(今山东淄博东北)人,曾任齐太仓令,精医道,尤以望诊和切脉著称,创立诊籍(中国现存最早的病案),《史记》记载了他的二十五例医案。② 高后:即吕雉,汉高祖刘邦的皇后,高祖死后,被尊为皇太后,是中国历史上有记载的第一位皇后和皇太后,又称为汉高后。③ 五色诊病:观察面部相应位置上的色泽来诊断疾病。④ 决嫌疑:决断疑难病证。⑤ 传:驿站的车马,此指用传车押送。⑥ 入身:古时刑律可把罪人收入官府为奴,此指这种惩罚。入,没收。⑦ 肉刑:对人的肉体施以残暴动作的刑罚。⑧ 方伎:指医术,伎通"技"。⑨ 避席:离座而起,表示敬意。⑩ 奇咳术:一说指听诊术,从声音辨别病证。⑪ 石神:指用砭石治病的方法。⑫ 接阴阳:指房中术,男女交合之术。

【白话文】 太仓公，是齐国都城管理粮仓的长官，他是临淄人，姓淳于名叫意，年轻却喜好医术。汉高后八年，再次向同郡元里的公乘阳庆拜师学习医术。这时阳庆已七十多岁，没有能继承医术的后代，就让淳于意把从前学的医方全部抛开，然后把自己掌握的秘方全给了他，并传授给他黄帝、扁鹊的脉书，观察面部不同颜色来诊病的方法，使他预先知道病人的生死，决断疑难病证，判断能否治疗，以及药剂的理论，都十分精辟。学了三年之后，为人治病，预断死生，多能应验。然而他却到处交游诸侯，不拿家当家，有时不肯为别人治病，因此许多病家怨恨他。

汉文帝四年，有人上书朝廷控告他，根据刑律罪状，要用传车押解到长安去。淳于意有五个女儿，跟在后面哭泣。他发怒而骂道："生孩子不生男孩，到紧要关头就没有可用的人！"于是最小的女儿缇萦听了父亲的话很感伤，就跟随父亲西行到了长安。她上书朝廷说："我父亲是朝廷的官吏，齐国人民都称赞他的廉洁公正，现在犯法被判刑。我非常痛心处死的人不能再生，而受刑致残的人也不能再复原，即使想改过自新，也无路可行，最终不能如愿。我情愿自己没入官府做奴婢，来赎父亲的罪，使父亲能有改过自新的机会。"汉文帝看了缇萦的上书，悲悯她的心意赦免了淳于意，并在这一年废除了肉刑。

淳于意住在家里，皇帝下诏问他为人治病决断死生应验的有多少人，他们名叫什么。

诏书问前太仓淳于意的问题是："医术有什么专长及能治愈什么病？有没有医书？都向谁学的医？学了几年？曾治好哪些人？他们是什么地方的人？得的什么病？治疗用药后，病情怎样？全部详细回答。"淳于意回答说：

我在年轻时，就喜好医术药剂之方，用学到的医术方剂试着给人看病大多没有效验。到了高后八年，得以拜临淄元里的公乘阳庆为师。阳庆这时七十多岁，我得以拜见侍奉他。他对我说："全部抛开你学过的医书，这些都不正确。我有古代先辈医家传授的黄帝、扁鹊的诊脉书，以及观察面部颜色不同来诊病的方法，使你能预断病人的生死，决断疑难病证，判定能否医治，还有药剂理论的书籍，都非常精辟。我家中富足，只因我心里喜欢你，才想把自己收藏的秘方和书全教给你。"我说："太幸运了，这些不是我敢奢望的。"说完我就离开座席再次拜谢老师。我学习了他传授的《脉书》《上经》《下经》、从脸色诊病术、听诊术、从外观测度阴阳术、药理、砭石神术、房中术等秘藏书籍和医术，学习时注意解析体验，这样用了约一年时间。第二年，我试着为人治病，虽有效，还不精到。我一共向他学习三年，我曾经治过的病人，诊视病情决断生死的人，都有效，已达到了精妙的程度。现在阳庆已死了十来年，我曾向他学习三年，我现在已经三十九岁了。

医官谏言

【出处】〔明〕宋濂等《元史·许国祯》。

【原文】 许国祯，字进之，绛州①曲沃人也。祖济，金绛州节度使。父日严，荣州节度判官。皆业医。

国祯博通经史，尤精医术。金乱，避地嵩州②永宁县。河南平，归寓太原。世祖在潜邸③，国祯以医征至瀚海④，留守掌医药。庄圣太后有疾，国祯治之，刻期⑤而愈，乃张宴赐坐。太后时年五十三，遂以白金锭如年数赐之。伯撒王妃病目，治者针误损其明。世祖怒，欲坐以死罪，国祯从容谏曰："罪固当死，然原其情乃恐怖失次所致。即诛之，后谁敢复进。"世祖意解，且奖之曰："国祯之直，可作谏官。"宗王昔班屡请以国祯隶帐下，世祖重违其请，将遣之，辞曰："国祯蒙恩拔擢，誓尽心以报，不敢易所事。"乃不果遣。

世祖过饮马湩⑥，得足疾，国祯进药味苦，却不服，国祯曰："古人有言：良药苦口利于病，忠言逆耳利于行。"已而足疾再作，召国祯入视，世祖曰："不听汝言，果困斯疾。"对曰："良药苦口既知之矣，忠言逆耳愿留意焉。"世祖大悦，以七宝马鞍赐之。

【注解】 ① 绛州：古地名，在今山西运城新绛县及其周边。② 嵩州：古地名，在今河南登封。③ 潜邸：指皇帝即位前的住所，借指太子尚未即位。④ 翰海：今阿尔泰山。⑤ 刻期：约定或限定日期。⑥ 马湩：马乳，亦指用马乳酿成的酒，即马奶酒。

【白话文】 许国祯，字进之，绛州曲沃人。祖父许济，在金朝曾任绛州节度使，父许日严曾任荣州节度判官。祖、父都曾以医为业。

国祯精通经史，尤其精于医术。金末，为避战火而居住于嵩州永宁县。蒙古军占领河南后，国祯回到太原。世祖在即位前，把国祯召到翰海掌管医药。庄圣太后有病，许国祯在限期内治好了，于是皇帝摆酒宴赐座。当时太后五十三岁，赏赐国祯白金五十三锭。伯撒王妃患眼病，有医生用针疗，不仅没治好，反而使王妃失明。世祖大怒，要判这个医生死罪，国祯从容谏劝道："他的罪应当处死，但其原因是内心紧张。如果把他杀了，以后谁敢再来医治。"世祖明白了，夸奖道："以国祯之耿直，可做谏官。"宗王昔班多次请求将国祯拨归于他属下，世祖一直没同意他的请求，后来同意了，将要派许国祯去时，许国祯不愿意，他推辞说："国祯承蒙殿下提拔，发誓要尽心报答，不敢再去侍奉别人。"最后世祖还是没有让他去。

世祖饮马乳过度，得了足病，国祯开的药味道苦，世祖不愿喝，国祯劝道："古人说得好：良药苦口利于病，忠言逆耳利于行。"世祖仍未服，不久世祖足病复发，召国祯诊治，对他说："我不听你的劝告，果然旧病复发。"国祯又进一步谏言："良药苦口您已经明白了，忠言逆耳还愿陛下多加留意。"世祖大喜，赏赐他七宝马鞍。

医官自化

【出处】〔元〕脱脱等《宋史·列传第二百二十》。

【原文】 赵自化①，本德州平原②人。高祖③常，为景州刺史，后举家陷契丹。父知嵒脱身南归，寓居洛阳，习经方名药之术，又以授二子自正、自化。周显德中，偕来京师，悉以医术称。知嵒卒，自正试方技，补④翰林医学⑤。

会秦国长公主疾，有荐自化诊候者，疾愈，表为医学，再加尚药奉御。淳化五年，授医官副使。时召陈州隐士万适至，馆于自化家。会以适补慎县主簿，适素强力无疾，诏下日，自化怪其色变，为切脉曰："君将死矣。"不数日，适果卒。

景德初，雍王元份洎晋国长公主并上言：自化药饵有功，请加使秩⑥，领遥郡⑦。上以自化居太医之长，不当复为请求，令枢密院召自化戒之。雍王薨，坐诊治无状，降为副使。二年，复旧官。是冬卒，年五十七。遗表以所撰《四时养颐录》为献，真宗改名《调膳摄生图》，仍为制序。

自化颇喜为篇什⑧，其贬郢州⑨也，有《汉沔诗集》五卷，宋白、李若拙为之序。又尝缵⑩自古以方技至贵仕者，为《名医显秩传》三卷。

【注解】 ①赵自化：生卒年949—1005，宋代医官。②德州平原：今山东平原。③ 高祖：曾祖的父亲。④ 补：官有缺位，选员补充。⑤ 翰林医学：宋医官名。⑥ 使秩：使官的职位。⑦ 遥郡：北宋带有节度、团练等官称却没有享受相应品级待遇的武选官，仍以原先的武选官的品级定俸禄和担任相应的武官实职。⑧ 篇什：诗章。⑨ 鄂州：古地名，在今湖北武昌。⑩ 缵：撰写。

【白话文】 赵自化，原本是德州平原郡人。他的高祖赵常，是景州刺史，后来全家身陷契丹。父亲赵知嵒得以脱身回到南方，寓居洛阳，学习经方名药之术，并传授给两个儿子赵自正、赵自化。后周显德年间，全家来到京师开封，父子都以医术而被人称道。赵知嵒死后，赵自正通过医术考试后，添补翰林医学。

适逢秦国长公主患病，有人推荐让赵自化诊治，病治好以后，赵自化被提拔为翰林医学，并加官尚药奉御。淳化五年，赵自化被授予医官副使。当时陈州隐士万适奉诏到京城，住在自化家。那时万适正是要添补慎县主簿的缺职，万适向来身体强壮没有疾病，诏书下达的那一天，赵自化察觉到他的脸色有变化，为他切脉说："您就快死了。"没过几天，万适果然死去。

景德初年，雍王赵元份和晋国长公主都向皇上进言说：赵自化诊疗疾病有功，请求给他加封使官的职位，任遥郡。皇上认为赵自化已经身居太医院之长，不应当再为其请官，命令枢密院告知自化让他去此念头。雍王死，赵自化因为诊治无功而被降职为翰林医官副使。景德二年，恢复以前的官职。当年冬天死去，享年五十七岁。遗书上说要把他所撰写的《四时养颐录》献给朝廷，宋真宗把书改名为《调膳摄生图》，并且还为它写了序。

赵自化喜欢写诗文，他被贬官到鄂州的时候，写有《汉沔诗集》五卷，宋白、李若拙为它作序。他还曾经将自古以来凭借医术而达显贵的人的事迹编集到一起，写了《名医显秩传》三卷。

医科考选

【出处】 〔元〕脱脱等《宋史》。

【原文】 医学，初隶太常寺，神宗时始置提举、判局官及教授一人，学生三百人。设三科以教之，曰方脉科、针科、疡科。凡方脉以《素问》《难经》《脉经》为大经，以《巢氏病源》《龙树论》《千金翼方》为小经，针、疡科则去《脉经》而增《三部针灸经》。常以春试，三学生愿与者听。崇宁间，改隶国子监，置博士、正、录

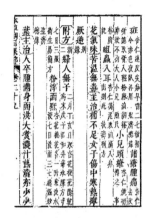

各四员，分科教导，纠行规矩。立上舍①四十人，内舍六十，外舍二百，斋各置长谕一人。其考试：第一场问三经大义五道；次场方脉试脉证、运气大义各二道，针、疡试小经大义三道，运气大义二道；三场假令治病法三道。中格高等，为尚药局医师以下职，余各以等补官，为本学博士、正、录及外州医学教授②。

绍兴中，复置医学，以医师主之。翰林局医生并奏试人，并试经义一十二道，取六通为合格。乾道三年，罢局而存御医诸科，后更不置局而存留医学科，令每举附省闱③别试所解发，太常寺掌行其事。淳熙十五年，命内外白身医士，经礼部先附铨闱，试脉义一场三道，取其二通者赴次年省试，经义三场一十二道，以五通为合格，五取其一补医生，俟再赴省试升补，八通翰林医学，六通祗候，其特补、荐补并停。绍熙二年，复置太医局，铨试依旧格。其省试三场，以第一场定去留，墨义、大义等题仿此。

【注解】 ①上舍：宋代太学分外舍、内舍和上舍，学生可按一定的年限和条件依次而升。②博士、正、录、教授：都是宋代医学科目的官员名称。③省闱：省，地方上的；闱，科举时代对考场、试院的称谓。

【白话文】 医学，最初隶属于太常寺，宋神宗的时候才开始设置提举、判局官和教授各一人，医学生三百人。有三个教学科目，分别是方脉科、针科、疡科。方脉科以《素问》《难经》《脉经》为主要教学科目，《巢氏病源》《龙树论》《千金翼方》为辅助教学科目，针、疡科则在方脉科的基础上去掉《脉经》而增加《三部针灸经》作为主要教学科目。经常在春天进行考试，按学生自己的志愿录取这三类学生。崇宁年间，医学改为隶属于国子监，设置博士、正、录各四名，分科对学生进行教导，纠正学生的行为规范。设立上舍四十人，内舍六十人，外舍二百人，各个等级各设置舍长一人。考试制度是：第一场考察《素问》《难经》《脉经》的主要内容共五道题；第二场方脉科考察试脉证、运气的主要内容各二道题，针、疡科考察《巢氏病源》《龙树论》《千金翼方》的主要内容共三道题，运气的主要内容二道题；第三场考察临床模拟试题需要诊断和开出处方共三道题。成绩好的任命为尚药局医师以下职务，其余的各自按照成绩安排到相应的职位，做太医局的博士、正、录官及各个其他地方的医学教授。

绍兴年中期，重新设置医学科目，用医师做医学科目的职称。翰林局医生一起上奏说要进行医学考试选拔医学人才，并且考察医学经义的有关内容一共十二道题目，做对六道的就算合格通过选拔。乾道三年，废除太医局但是保留御医的各个科目，后来也没有再重新设立太医局但是保留了医学科，下令每次选拔都附加地方上的医学选拔考试来广泛地选拔人才，太常寺主管这些事务。淳熙十五年，命有官府编制而没有官职的和民间的医生都来参加考试，经礼部先主管考试事务，考查脉经的大义一场考试三道题，对两道以上的选拔出来去进行第二年的省级的医学选拔考试,考查医学经义一共三场考试一十二道题目,做对五道题目以上的合格通过,在合格的人里按五个人取一个人的比例任医生的职务,然后再让这些人去进行通向中央医学单位的考试,对八道题以上的做翰林医学,对六道题以上的做祗候,特补、荐补来选拔医生的制度都停止。绍熙二年,重新设立太医局,考试的制度依照以前太医局考试的制度。省试三场,以第一场的成绩决定考生的去留,墨义、大义等考试的题目都是仿照这个制度来进行的。

医门大宗

【出处】 〔民国〕赵尔巽《清史稿·艺术一》。

【原文】 黄元御①,字坤载,山东昌邑人,诸生。因庸医误药损目,发愤学医,于《素问》《灵枢》《难经》《伤寒论》《金匮玉函经》皆有注释,凡数十万言。自命甚高,喜更改古书,以伸己说。其论治病,主于扶阳以抑阴。

【注解】 ① 黄元御:名玉璐,字元御,一字坤载,号研农,别号玉楸子,清代著名医学家,尊经派的代表人物,乾隆皇帝的御医,乾隆皇帝亲书"妙悟岐黄"褒奖其学识,亲书"仁道药济"概况其一生。他继承和发展了博大精深的中医学理论,对后世医家影响深远,被誉为"黄药师""一代宗师"。

【白话文】 黄元御,字坤载,山东昌邑人,为诸生。因为被庸医错误用药而损伤自己的眼睛,故转而发奋学医,对于《素问》《灵枢》《难经》《伤寒论》《金匮玉函经》都有注解诠释,总共有十多万字。他喜欢更改古书,主张自己的学说。而他论述治病,注重扶阳抑阴。

医术如神

【出处】 〔后晋〕刘昫《旧唐书·列传第一百四十一》。

【原文】 许胤宗①，常州义兴②人也。初事陈，为新蔡王外兵参军。时柳太后病风不言，名医治皆不愈，脉益沉而噤。胤宗曰："口不可下药，宜以汤气薰之，令药入腠理③，周理即差。"乃造黄蓍防风汤数十斛④，置于床下，气如烟雾，其夜便得语。由是超拜⑤义兴太守。陈亡入隋，历尚药奉御。武德⑥初，累授散骑侍郎。时关中⑦多骨蒸⑧病，得之必死，递相连染，诸医无能疗者。胤宗每疗，无不愈。或谓曰："公医术若神，何不著书以贻将来？"胤宗曰："医者，意也，在人思虑。又脉候幽微，苦其难别，意之所解，口莫能宣。且古之名手，唯是别脉，脉既精别，然后识病。夫病之于药，有正相当者，唯须单用一味，直攻彼病，药力既纯，病即立愈。今人不能别脉，莫识病源，以情臆度，多安药味。譬之于猎，未知兔所，多发人马，空地遮围，或冀一人偶然逢也。如此疗疾，不亦疏乎！假令一药偶然当病，复共他味相和，君臣相制⑨，气势不行，所以难差，谅由于此。脉之深趣，既不可言，虚设经方，岂加于旧？吾思之久矣，故不能著述耳！"年九十余卒。

【注解】 ① 许胤宗：生卒年 536—626，隋唐间医家。② 常州义兴：今江苏宜兴。③ 腠理：中医指皮肤的纹理和皮下肌肉之间的空。④ 斛：古十斗为一斛。⑤ 超拜：越级拜受官职。⑥ 武德：唐高祖的年号，也是唐朝的第一个年号。⑦ 关中：指陕西渭河流域一带。⑧ 骨蒸：中医病证名，虚热的一种，临床常称作"骨蒸潮热"，乃久病阴虚而致，即感觉有热感自骨内向外透发，故称为骨蒸，即现代的结核病。

⑨ 君臣相制：此谓药物相互制约而影响药力。

【白话文】 许胤宗，常州义兴人。起初在陈为官，为新蔡王的外兵参军。当时柳太后患病不能说话，名医都治不好，脉象反倒更沉而口紧闭。许胤宗说："口不能服药物，可以用药汤热气熏蒸她，使药入腠理，全身气血顺畅后病就能好。"于是熬制黄芪防风汤几十斛，放在太后的床下，蒸腾起的热气如同烟雾一样，柳太后当天夜里就能说话了。由于这件事他被越级任为义兴太守。陈朝灭亡后，进入隋朝，历任尚药奉御。武德初年，他又被任命为散骑侍郎。当时关中多骨蒸病，得病必死，互相传染，医生们没有能治的。胤宗每次治疗，没有不痊愈的。有人对他说："您的医术这么好，为什么不著书立说流传后世呢？"胤宗说："医的含义就是意，在于用心思索。有时脉候幽微，难以辨别，只可意会，不可言传。况且古代名医，都注重诊脉；诊脉已清，就能明确诊断了。而对症下药，有时只需一味药，直达病所，就能痊愈。当今的人不能辨别脉象，不知道病因，只靠情理推测，往往用很多味药。这就像打猎，不知道兔子在哪儿，就派很多人马，空地上包围，或者期望有人偶遇猎物一样。像这样治病，不也太肤浅了吗？假如一味药刚好对症，却又加上其他药，君臣佐使，相互制约，药力不足，所以病难好，大抵也是这样。脉象的深奥之处，既然不能够用语言来表达，设立的经方也就是徒劳的，又怎么会超越前人的医书呢？我想了很久，所以不能著书啊！"许胤宗九十多岁时去世。

移疾犬足

【出处】 〔宋〕李昉《太平广记》。

【原文】 有女子极美丽,过时^①不嫁。以右膝常患一疮,脓水不绝。华佗过,其父问之,佗曰:"使人乘马,牵一栗色狗走^②三十里,归而热截右足,柱^③疮上。"俄^④有一赤蛇从疮出,而入犬足中,其疾遂平。

【注解】 ① 过时:这里指过了正常婚嫁的年龄。② 走:跑。③ 柱:垂直放置。④ 俄:一会儿。

【白话文】 有一位极漂亮的姑娘,已经过了结婚的年龄,可是仍没有嫁人,因为长期以来她的右膝,长了个疮,脓水不断往外流。华佗路过,她父亲问女儿的病情,华佗说:"派人骑马,牵着一条栗色的狗跑三十里。回来后,趁狗身正热时截下狗的右脚,垂直放在疮口上。"不一会儿,有一条红色的小蛇从疮口中出来,进到狗的脚中,那姑娘的病就好了。

以毒攻毒

【出处】 〔宋〕李昉《太平广记》。

【原文】 许永为豫州刺史,镇历阳。其弟得病,心腹坚痛。居一夜,忽闻屏风后有鬼言:"何不速杀之? 明日,李子豫当以赤丸打汝,汝即死矣。"及旦,遂使人迎子豫。即至,病者忽闻腹中有呻吟之声。子豫遂于巾箱^①中出八毒赤丸与服之。须臾,腹中雷鸣绞转,大利,所病即愈。

【注解】 ① 巾箱:即古人放置头巾的小箱子,这里指小药箱。

【白话文】 许永任豫州刺史,镇守历阳。他的弟弟患病,胸腹间有坚硬的结块作痛。这天夜里,忽然听见屏风后面有鬼说话。鬼说:"为什么不快点杀了他? 明天李子豫该用红丸打你,你就得死了。"到了天亮,就派人去请李子豫。不多时,李子豫来了,许永的弟弟忽然又听见腹中呻吟的声音。李子豫于是从小药箱中拿出八毒赤丸给许永的弟弟服下去。不一会儿,许永弟弟腹中鸣响绞痛,得大泄,随即他的病就好了。

翼望之谨

【出处】 〔先秦〕佚名《山海经》。

【原文】 西水行百里,至于翼望之山,无草木,多金玉。有兽焉,其状如狸,一目而三尾,名曰谨,其音如夺①百声,是可以御凶,服之已瘅②。

【注解】 ① 夺:相争,交争。② 瘅:古同"疸",黄疸病。

【白话文】 渤山往西行一百里水路,便到了翼望山,山上没有花草树木,到处是金属矿物和玉石。山中有一种野兽,形状像狸,有一只眼睛和三条尾巴,名字叫谨,叫声像能赛过一百种动物的鸣叫,这种动物能用来抵御凶邪之气为害,人吃了它的肉就能治好黄疸病。

饮齑吐蛇

【出处】 〔汉〕华佗《华佗神方》。

【原文】 仲景治伤寒,以升吐为第一义。先生得医经,亦曾及此。先生尝行道中,见有咽塞者,因语之曰:"向者道隅①,有鬻②饼人,萍斋③甚酸，可取二升饮之，病自当去。"其人如先生言，立吐一蛇，乃悬于车而候先生。时先生小儿戏于门中，逆见④自相谓曰："客车旁悬有物，必系逢我翁也。"及客进顾，视壁北悬蛇以十数，乃知其奇。按：先生治此症，精且玄矣。知其腹中有蛇，未尝⑤明言，恐其惧耳。惧则蛇亦畏缩，不肯随⑥吐而出。医家有以后患，详告病者，致其人不敢服药，令病加剧者，观于先生之治腹蛇，可以知所取法矣。

【注解】 ① 隅：旁边、角落。② 鬻：卖。③ 齑：捣蒜的姜、蒜、韭菜。④ 逆见：迎见。⑤ 未尝：不曾。⑥ 随：顺着。

【白话文】 张仲景治疗伤寒病，重视升吐。先生得到了医经，也曾经碰到过这类情况。先生曾经有一次走在路上，看到个患咽喉堵塞症状的病人，告诉他说："刚才我来的路边有家卖饼的，韭蒜汁很酸，可以买两升来吃，病证自然会好。"那个人按照先生说的话做了，马上就吐出了一条蛇一样的虫，于是悬在车上等候着先生。这个时候先生的小孩们正在门前戏耍，迎面看见他们，小孩相互告诉说："车上有悬挂着东西，那一定是遇到咱们的父亲了。"客人进屋，看到房间的北墙上悬挂着十几条像蛇这样的虫子，才知道先生是有多厉害。按：先生治疗这种疾病，很精通而且很奇异。知道他的肚子里有虫，却不曾明白告知，是怕病人恐惧。病人恐惧的话虫也会害怕畏缩，不肯顺着呕吐出来。后世的医家有详细告诉病人的，导致病人不敢服用药物，反而让病情更加严重，通过先生治疗腹中虫病的案例，可以学习到具体运用的细节法度了。

撄宁先生

【出处】 〔清〕张廷玉等《明史·方伎》。

【原文】 滑寿①，字伯仁，先世②襄城③人，徙仪真④，后又徙余姚。幼警敏好学，能诗。京口⑤王居中，名医也，寿从之学，授《素问》《难经》。既卒业⑥，请于师曰："《素问》详矣，多错简。愚将分藏象、经度等为十类，类抄而读之。《难经》又本《素问》《灵枢》，其间荣卫藏府与夫经络腧穴，辨之博矣，而缺误亦多。愚将本其义旨，注而读之可乎？"居中跃然⑦称善。自是寿学日进。寿又参会张仲景、刘守真、李明之三家而会通之，所治疾无不中。既学针法于东平高洞阳，尝言："人身六脉虽皆有系属，惟督任二经，则苞⑧乎腹背，有专穴。诸经满而溢者，此则受之，宜与十二经并论。"乃取《内经·骨空》诸论及《灵枢篇》所述经脉，著《十四经发挥》三卷，通考⑨隧穴六百四十有七。他如《读伤寒论抄》《诊家枢要》《痔瘘篇》，又采诸书《本草》为《医韵》，皆有功于世。晚自号撄宁生。江浙间无不知撄宁生者。年七十余，容色如童孺，行步蹻捷，饮酒无算⑩。天台朱右撅⑪其治疾神效者数十事，为作传，故其著述益有称于世。

【注解】 ① 滑寿：生卒年 1304—1386，晚号撄宁生，元代医家。② 先世：祖先，先人。③ 襄城：今河南襄城县。④ 仪真：今江苏仪征市。⑤ 京口：今江苏镇江市。⑥ 卒业：完成学业，毕业。⑦ 跃然：欣然。⑧ 苞：通"包"。⑨ 通考：全面考证。⑩ 无算：无法算计，形容数目多。⑪ 撅：拾取，摘取。

【白话文】 滑寿，字伯仁，其祖先是襄城人，后迁居仪真，又迁到浙江余姚。滑寿自幼机智好学，能写诗。京口的王居中是位名医，滑寿跟他学习《素问》《难经》。学成后又请教师傅："《素问》讲得倒是详细，可惜有颠倒错乱的地方，我准备将此书分为藏象、经度等十类，分类抄写阅读。《难经》又本于《素问》《灵枢》，书中对荣卫脏腑与经络腧穴，分析得很详细，但遗漏错误也多。我想根据原书的义旨加以注释，行吗？"王居中欣然称好。从此以后，滑寿的医术日有长进。他又将张仲景、刘守真、李明之三家医学融会贯通，治病没有不愈的。滑寿向东平人高洞阳学习了针灸之后，说："人身六脉都有归属，只有任、督二脉包于腹背，有专门的穴位。其他经脉气血满而溢者，可流注于任、督二脉，应与十二经并论。"于是他摘取《黄帝内经·骨空论》及《灵枢篇》中有关经络的理论，著《十四经发挥》三卷，全面考证六百四十七个穴位。滑寿其他的著作有《读伤寒论抄》《诊家枢要》《痔瘘篇》等，又摘取《神农本草经》理论著为《滑氏医韵》，这些医著都有功于世。滑寿晚年自号撄宁生，江浙一带无人不知撄宁生。七十多岁时，他的容颜面色就如同小孩一样红润，步行矫健，饮酒无数。天台的朱右将滑寿治病有神效的数十个事例编写成传，所以滑寿的著述更为世人所称赞。

瘿藏大猱

【出处】〔唐〕李复言《续玄怪录》。

【原文】　安康伶人刁俊朝，其妻巴妪，项瘿者，初微若鸡卵，渐巨如三四升瓶盎①。积五年，大如数斛之囊，重不能行。其中有琴、瑟、笙、磬、埙、篪②之响，细而听之，若合音律，泠泠③可乐。积数年，瘿外生小穴如针芒者，不知几亿。每天欲雨，则穴中吹白烟，霏霏④如丝缕，渐高布散，结为屯云⑤，雨则立降。其家少长惧之，咸请远送岩穴。俊朝恋恋不能已……即磨淬⑥利刃，挥挑将及妻前，瘿中轩然⑦有声，遂四分披裂，有一大猱⑧，跳走腾踏而去。即以帛絮裹之，虽瘿疾顿愈。

【注解】　① 盎：腹大口小的瓦盆。② 琴、瑟、笙、磬、埙、篪：我国古时的各种乐器。③ 泠泠：水流的声音。④ 霏霏：泛指浓密盛多。⑤ 屯云：积聚的云气。⑥ 淬：淬火，这里指打制。⑦ 轩然：高笑貌。⑧ 猱：兽名，猿属，身体便捷，善攀援。

【白话文】 安康的艺人刁俊朝，他妻子巴姬，颈项上长了一个瘿瘤，开始像鸡蛋大，渐渐的长到三四升的瓶罐那么大。五年来，大得好像能盛好几斛的口袋，重得走不了路，瘿瘤里发出琴、瑟、笙、磬、埙、篪的弹奏声，仔细听，还合着音律，像水流的声音一样悦耳。过了几年，瘿外长出小孔，像针尖似的，不知道有几亿。每逢将要下雨的天气，孔中就会冒出白烟，缕缕像线一样飞升，渐渐升高布散开来，积结屯聚成云气，雨就很快降下。家里年少、年长的亲属都十分恐惧，都要求把她遣送到远远的山洞里。刁俊朝恋恋不舍，就打制一把利刃，在妻子面前作势要切开时，瘿里突然发出大笑的声音，然后四分五裂，出现一只大猿猴，跳跃、腾云驾雾着走了。当即用布和棉絮裹住伤口，瘿病立即就好了。

幼科鼻祖

【出处】 〔元〕脱脱等《宋史·列传第二百二十一》。

【原文】 钱乙①，字仲阳，本吴越王俶支属，祖从北迁，遂为郓州②人。父颢善医，然嗜酒喜游，一旦③，东之海上不反。乙方三岁，母前死，姑嫁吕氏，哀而收养之，长诲之医，乃告以家世。即泣，请往迹寻，凡八九反。积数岁，遂迎父以归，时已三十年矣。乡人感慨，赋诗咏之。其事吕如事父，吕没无嗣，为收葬行服④。

乙始以《颅囟方》著名，至京师视长公主女疾，授翰林医学。皇子病瘛疭⑤，乙进黄土汤而愈。神宗召问黄土所以愈疾状，对曰："以土胜水，水得其平，则风自止。"帝悦，擢⑥太医丞，赐金紫⑦。由是公卿宗戚家延致无虚日。

乙本有羸疾，每自以意治之，而后甚，叹曰："此所谓周痹⑧也。入藏者死，吾其已夫。"既而曰："吾能移之使在末。"因自制药，日夜饮之。左手足忽挛不能用，喜曰："可矣！"所亲登东山，得茯苓大逾斗。以法啖之尽，由是虽偏废，而风骨悍坚如全人。以病免归，不复出。

乙为方不名一师，于书无不窥，不靳守古法。时度越纵舍⑨，卒与法会。尤邃《本草》诸书，辨正阙误。或得异药，问之，必为言生出本末、物色、名貌差别之详，退而考之皆合。末年挛痹浸剧，知不可为，召亲戚诀别，易衣待尽，遂卒，年八十二。

【注解】　①钱乙：生卒年1032—1117，宋代著名的儿科医家，钱乙撰写的《小儿药证直诀》，是中国现存的第一部儿科专著，后人尊称钱乙为"儿科之圣""幼科之鼻祖"。②郓州：古地名，今山东郓城县。③一旦：有一天。④行服：穿孝服居丧。⑤瘛疭：中医病证名，指手脚痉挛、口歪眼斜的症状，亦称"抽风"。⑥擢：提拔。⑦金紫：指金鱼袋及紫衣，唐宋的官服和佩饰，借指高官显爵。⑧周痹：中医病证名，指痹证之及于全身者，为风寒湿邪乘虚侵入血脉、肌肉所致。⑨度越纵舍：古代军事用语，安全越过险要地区叫度越，为全歼敌军而故意放过敌人称纵舍。此处比喻临床治病，灵活辨证施治。

【白话文】　钱乙，字仲阳，本是吴越王钱俶的亲属，后他的祖父北迁，于是成为郓州人。父亲钱颖擅长医术，但是喜欢饮酒和游山玩水，有一天，向东出游于海上，就再也没有回来。那时钱乙才三岁，母亲在之前就已去世了，他的姑姑嫁到姓吕的医家，看他可怜就收养他，经常教他医术，并把他的家世告诉了他。钱乙当时就哭了，请求姑姑让他去寻找父亲的踪迹，前前后后往返了八九次。过了好几年，终于将父亲接了回来，而那时离父亲出走已经过去三十年了。同乡人感慨他的孝心，赋诗赞颂他的事迹。钱乙服侍姑父吕氏就像服侍自己的父亲一样，吕氏没有后代，在他死后，钱乙为他送终守孝。

钱乙最初因为写了《颅囟方》而著名，到京师帮长公主的女儿看病，被授以翰林医学。皇子得了抽风症，钱乙让他服了黄土汤后病就痊愈了。宋神宗召见他，询问黄土能够治愈疾病的原因，他回答说："用土来制服水，水遇到了土就平复了，所以病也就自己好了。"皇帝感到很高兴，提升他为太医丞，赏赐金紫官服。从此以后，朝中的公卿大夫、皇帝的宗亲外戚都来找他看病，他没有空闲的日子。

钱乙原来就有羸弱的老毛病，每次都用自己的意念治疗，后来病得更严重了，他感叹说："这就是所谓的周痹。气入内脏就死，我的病已经到了这种程度了吧。"接着又说："我能把它移到手脚上去。"于是自己制药，日夜饮用。他左边的手脚忽然痉挛不能动弹，他高兴地说："可以了！"然后亲自爬上东山，找到一株茯苓比称粮食的斗还大。钱乙按照医方所说把它全部吃掉，从此虽然有一边的肢体偏废了，但他的筋骨强劲彪悍就像正常人一样。后来他以有病为理由，辞官回家，再也没有出过门。

钱乙开药方从不追从宗师，对于医书无不翻阅，不拘泥于古法。治病时常因时因地制宜，灵活辨证施治，最终与医法相合。特别是深入研究《神农本草经》等书籍，辨证其缺误。有人拿了不同的药请教他，他总是从"出生本末"到"物色名貌"的差别，详详细细地解答，事后一查本草书，果然说的都相符。钱乙晚年挛痹加剧浸淫全身，他知道自己已经没救了，招来亲戚诀别，换好了衣服等待命终，然后死去，享年八十二岁。

虞山隐者

【出处】〔民国〕赵尔巽《清史稿·艺术一》。

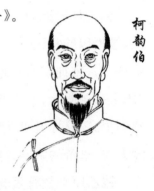

柯韵伯

【原文】 柯琴①,字韵伯,浙江慈溪人。博学多闻,能诗、古文辞。弃举子业②,矢志医学。家贫,游吴,栖息于虞山③,不以医自鸣,当世亦鲜知者。著《内经合璧》,多所校正,书佚不传。注《伤寒论》,名曰《来苏集》。又著《伤寒论翼》。论者谓琴二书,大有功于仲景。

【注解】 ① 柯琴:号似峰,清代医家。② 弃举子业:放弃仕途。③ 虞山:江苏省常熟市境内的一座山,此代指地名。

【白话文】 柯琴,字韵伯,浙江慈溪人。博学多闻,擅长诗词、古文辞。他放弃仕途,矢志学医。柯琴家境贫穷,游历于吴,后居住在虞山,他精通医术,却不以自己的医术到处宣扬,所以当时也少有人知道他。著有《内经合璧》,校正多次,但书稿散失,未能流传下来。柯琴注解《伤寒论》,书名为《来苏集》。又著有《伤寒论翼》。有评论的人说柯琴的这两本书,对于延续仲景学说起到了极为重要的作用。

皂荚生发

【出处】〔宋〕李昉《太平广记》。

【原文】　崔言者,隶①职于左亲骑军。一旦得疾而目昏暗,咫尺不辨人物,眉发自落,鼻梁崩倒,肌肤生疮如疥。皆目②为恶疾,势不可救。因为③骆谷子午归寨使,遇一道流,自谷中出,不言姓名,受④其方曰:"皂荚刺采一二升,烧之为灰。大黄九蒸九曝,杵之为末。食上,浓煎大黄汤,以末七调而服之。"旬⑤日,须发再生,肌肤充润,所疾顿愈,眼明倍于寻常。道流传此方讫,却入山去,不知所之。

【注解】　①隶:担任。②目:视,看作。③为:担任。④受:通"授",授予。⑤旬:十日为一旬。

【白话文】　崔言在左亲骑军中任职。有一天得了病,就眼前发黑,咫尺之间的人和物都分辨不清,眉毛和头发自行脱落,鼻梁塌陷,皮肤上生出像疥似的疮。人们都把这病看作不治之症,病势危重不能救治了。因为崔言担任骆子午谷的归寨使,遇见一个道士从谷中出来,不报姓名,传给崔言一个药方:"采一二升皂荚刺,把它烧成灰。把大黄蒸九次再晒干九次,然后把它捣成细末。饭前,浓煎大黄汤,将皂荚刺灰调入七次,调匀后服下。"十天左右,崔言的胡子、头发又重新长出来,肌肤充实有了光泽,所患疾病顿时痊愈了,眼睛比平时加倍明亮。那个道士传此药方后,就回到山里,不知到什么地方去了。

招摇奇物

【出处】　〔先秦〕佚名《山海经》。

【原文】　南山经之首曰鹊山。其首曰招摇之山,临于西海之上,多桂,多金玉。有草焉,其状如韭而青华①,其名曰祝余,食之不饥。有木焉,其状如榖②而黑理,其华四照,其名曰迷榖,佩之不迷。有兽焉，其状如禺③而白耳，伏行人走，其名曰狌狌，食之善走。丽麂之水出焉，而西流注于海，其中多育沛，佩之无瘕④疾。

【注解】 ①华：通"花"。②榖：应为"榖"，即构树。③禺：古代传说中的一种猴子。④瘕：腹中结块的疾病。

【白话文】 南方山系之首叫做鹊山。鹊山的第一座山峰是招摇山，屹立在西海之滨，山上生长着许多桂树，又蕴藏着丰富的金属矿物和玉石。山中有一种草，形状像韭菜，花是青色的，名称是祝余，人吃了它就不感到饥饿。山中又有一种树木，形状像构树，呈现黑色的纹理，它的光华照耀四方，名称是迷榖，人佩带它在身上就不会迷失方向。山中还有一种野兽，形状像猿猴但长着一双白色的耳朵，既能四肢走路，又能像人一样直立行走，名称是狌狌，吃了它的肉可以使人走得飞快。丽麂水从这座山发源，然后往西流入大海，水中多产育沛，人佩带它在身上可以治疗腹中结块。

昭王换心

【出处】 〔东晋〕王嘉《拾遗记》。

【原文】 昭王即位二十年，王坐祇①明之室，昼而假寐。忽梦白云蓊蔚②而起，有人衣服并皆毛羽，因名羽人。王梦中与语，问以上仙之术。羽人曰："大王精智未开，欲求长生久视，不可得也。"王跪而请受绝欲之教。羽人乃以指画王心，应手即裂。王乃惊寤，而血湿衿席，因患心疾，即却膳撤乐。移于旬日，忽见所梦者复来，语王曰："先欲易王之心。"乃出方寸绿囊，中有续脉明丸、补血精散，以手摩王之臆③，俄而即愈。王即请此药，贮以玉罐，缄以金绳。王以涂足，则飞天地万里之外,如游咫尺之内。有得服之,后天④而死。

【注解】 ① 祇:正。② 蓊蔚:浓密、密集。③ 臆:胸部。④ 后天:后于天,极言长寿。

【白话文】 昭王即位的第二十年,昭王坐在正对阳光的房间内,在白天打瞌睡。忽然梦到云聚集兴起,有衣服上都是羽毛的人出现,故称为羽人。昭王梦中与他交谈,求上仙之术。羽人说:"大王精气智慧没有开发,想要求长生不老,耳目不衰,是不可能实现的。"王跪在地上请求授予断绝欲望的方法。羽人于是用手指描绘王的心,心随着羽人的手势就裂开了。昭王于是惊醒,血弄湿了胸前交领和席垫。因为昭王患上了心的疾病,就停止食用美食并撤去了音乐。过了十天左右,忽然看到羽人重新回来,告诉昭王说:"之前是想换掉大王的心。"随即拿出方寸大小的绿囊,里面有续脉明丸、补血精散,用手涂在昭王的胸部,一会儿就痊愈了。昭王讨到了这药,用玉罐储存,用金绳扎紧。昭王把药涂在脚上,就可以云游天地万里之外,就像在咫尺之内游玩一样。有人服用之后,得享长寿才逝世。

针刍治鬼

【出处】 〔唐〕李延寿《南史》。

【原文】 文伯,字德秀,濮阳太守熙曾孙也。熙好①黄老,隐于秦望山,有道士过,求饮,留一瓠瓟②与之,曰:"君子孙宜以道术救世,当得二千石③。"熙开之,乃《扁鹊镜经》一卷,因精心学之,遂名震海内。生子秋夫,弥④工⑤其术,仕至射阳令。尝夜有鬼呻吟,声甚凄怆,秋夫问何须,答言姓某,家在东阳,患腰痛死。虽为鬼,痛犹难忍,请疗之。秋夫曰："云何厝⑥法？"鬼请为刍人⑦，案孔穴针之。秋夫如言，为灸四处，又针肩井三处，设祭埋之。明日见一人谢恩，忽然不见。当世伏其通灵。

【注解】 ① 好：喜好。② 瓠㼡：葫芦。③ 二千石：汉制，郡守俸禄为二千石，即月俸百二十斛，世因称郡守为"二千石"。④ 弥：编、满，这里指全部。⑤ 工：善于。⑥ 厝：处置。⑦ 刍人：草人。

【白话文】 文伯，字德秀，濮阳太守，是徐熙的曾孙。徐熙爱好黄老之学，隐居在秦望山。一天有一个道士路过，找他要水喝，喝完后留下一个葫芦给他，并说："你的子孙后代应该用道术来拯救世人，将会官居郡守。"徐熙打开葫芦，内有《扁鹊镜经》一卷，于是用心揣摩学习，名震天下。徐熙的儿子秋夫完全精通此术，官居射阳令。曾有鬼夜中呻吟，声音凄惨悲凉，秋夫问有什么事相求，鬼回答说本姓某，家住东阳，患腰痛病死。虽然变成鬼，疼痛还是难以忍受，请求治疗。秋夫说："你说有什么治疗方法呢？"鬼请他做一个草人，按照穴位针灸。秋夫依照鬼说的话，给鬼灸四处，又针了肩井部三处，然后摆设祭品，将草人埋了。第二天见一人来谢恩，忽然就不见了。当时的人们都信服他医术能通神。

针刺排脓

【出处】 〔宋〕李昉《太平广记》。

【原文】 有范光禄者得病，两脚并肿，不能饮食。忽有一人，不自通名，径入斋①中，坐于光禄之侧。光禄谓曰："先不识君，那得见诣②？"答云："佛使我来理君病也。"光禄遂废③衣示之。因出针，针肿上。倏忽之间，顿针两脚及膀胱百余下，出黄脓水三升许而去。至明日，并无针伤而患渐愈。

【注解】 ① 斋：书房或学舍。② 诣：到，来到。③ 废：脱下。

【白话文】 有位叫范光禄的人得了病，两只脚全都肿了，不能吃也不能喝。忽然有一人，不通报自己的姓名，径直进入光禄的书房中，坐在他的旁边。范光禄对来人说："先生我并不认识你，怎么到我这里来了？"来人回答说："佛派我来给你治病。"于是范光禄脱去衣服给他看。来人拿出针，在肿脚上针刺。不一会儿，就在两脚和膀胱穴位上进针一百多次，流出黄脓水三升多，他就走了。第二天，没有留下针伤，范光禄的病却渐渐好了。

针神御医

【出处】 〔清〕张廷玉等《明史·方伎》。

【原文】 凌云，字汉章，归安①人。为诸生，弃去。北游泰山，古庙前遇病人，气垂绝，云嗟叹久之。一道人忽曰："汝欲生之乎？"曰："然。"道人针其左股，立苏，曰："此人毒气内侵，非死也，毒散自生耳。"因授云针术，治疾无不效。

里人②病嗽，绝食五日，众投以补剂，益甚。云曰："此寒湿积也，穴在顶，针之必晕绝，逾时始苏。"命四人分牵其发，使勿倾侧，乃针，果晕绝。家人皆哭，云言笑自如。顷之，气渐苏，复加补，始出针，呕积痰斗许，病即除。有男子病后舌吐，云兄亦知医，谓云曰："此病后近女色太蚤③也。舌者心之苗，肾水竭，不能制心火，病在阴虚。其穴在右股太阳，是当以阳攻阴。"云曰："然。"如其穴针之，舌吐如故。云曰："此知泻而不知补也。"补数剂，舌渐复故。

淮阳王病风④三载，请于朝，召四方名医，治不效。云投以针，不三日，行步如故。金华富家归⑤，少寡，得狂疾⑥，至裸形野立。云视曰："是谓丧心。吾针其心，心正必知耻。蔽之帐中，慰以好言释其愧，可不发。"乃令二人坚持，用凉水喷面，针之果愈。吴江妇临产，胎不下者三日，呼号求死。云针刺其心，针出，儿应手下。主人喜，问故。曰："此抱心生⑦也。手针痛则舒。"取儿掌视之，有针痕。

孝宗闻云名，召至京，命太医官出铜人，蔽以衣而试之，所刺无不中，乃授御医。年七十七，卒于家。子孙传其术，海内称针法者，曰归安凌氏。

【注解】 ① 归安：古地名，在今浙江省湖州市。② 里人：同乡。③ 蚤：同"早"。④ 病风：患风搐或风痹病。⑤ 归：古代称女子出嫁。⑥ 狂疾：疯癫病。⑦ 抱心生：小孩在母亲腹内，用手抓住母亲的心脏。

【白话文】 凌云，字汉章，归安人。曾为生员，后来弃学而北游泰山。在古庙前遇到一个病人，气息微弱欲绝，已生命垂危，凌云叹息良久。一个道士走过来问他："你想让他生还吗？"凌云答道："当然！"道人在病人的左边大腿上扎针治疗，病人立即苏醒。道人说："这个人是因为毒气侵入内脏，并非无可救治，毒气散出自然就能生还了。"于是将针法传给凌云，用此治病没有不见效的。

有个同乡人患咳嗽病，已经有五天不能进食，为他看病的医生都是投补药，但是咳嗽得更厉害。凌云说："这是由于寒湿积蕴而致，我将给他头顶穴位施针，他一定会晕过去，过些时辰自然会醒过来。"于是让四个人抓住他的头发，不让他的头部倒向一侧，这才进针，进针后病人果然晕厥过去，家人皆哭，而凌云谈笑自如。过一会儿，病人气机恢复，苏醒过来，再加用补益之药，才拔出针，病人吐出差不多一斗痰，病立刻就好了。有个男子病后吐舌头，凌云的哥哥也懂医术，对凌云说："这是因为患病之后近女色太早。舌为心之苗,肾水枯竭不能制心火,病在阴虚。其穴位在右侧大腿的太阳经,应以阳攻阴。"凌云赞同,按照他哥哥所说的穴位施针,但病人吐舌如故。凌云说:"这是由于只知泻而不知补的缘故。"行了几次补益的针法后,病人的舌头渐渐恢复正常。

淮阳王得风痹病三年,请朝廷召四方名医来治,都没有效果。凌云用针疗,不到三大就行走如故。金华一富家出嫁的女儿,年轻时就守寡,得了癫狂病,严重时不穿衣服站在野外。凌云诊视后说:"这是失心疯,我将施针治心,心好了才会知道廉耻,把她关在帐中,以好言启发她的羞愧之心,病就不会再复发。"于是叫两个人把她抓紧,用凉水喷面,进行施针,她的病果然就好了。吴江有一妇女临产,已经三天了还未生下胎儿,产妇痛苦难忍,呼号求死。凌云以针刺其心,针一拔出,胎儿就呱呱落地了。主人很高兴,问他原因。凌云说:"这是抱心生,我用针刺痛了胎儿的手,他便松手出生了。"看胎儿手掌,果然有针刺的痕迹。

孝宗皇帝听闻凌云的名声,将他召至京师,命太医官将针灸铜人穿上衣服来考他,他所针刺的穴位没有不准的,于是授他为御医。凌云七十七岁时逝于家中。子孙继承其医术,四海之内一提到针法者,都称赞归安凌氏。

正德御医

【出处】 〔清〕张廷玉等《明史·方伎》。

【原文】 吴杰,武进人。弘治①中,以善医征至京师,试礼部高等。故事②,高等入御药房,次入太医院,下者遣还。杰言于尚书曰:

"诸医被征，待次都下十余载，一旦遣还，诚流落可悯。杰愿辞御药房，与诸人同入院。"尚书义而许之。正德中，武宗③得疾，杰一药而愈，即擢御医。一日，帝射猎还，惫甚，感血疾。服杰药愈，进一官。自是，每愈帝一疾，辄进一官，积至太医院使，前后赐彪虎衣、绣春刀及银币甚厚。帝每行幸，必以杰扈行④。帝欲南巡，杰谏曰："圣躬未安，不宜远涉。"帝怒，叱左右掖出。及驾还，渔于清江浦，溺而得疾。至临清，急遣使召杰，比至，疾已深，遂扈归通州。时江彬握兵居左右，虑帝晏驾⑤己得祸，力请幸宣府⑥。杰忧之，语近侍曰："疾亟矣，仅可还大内⑦。倘至宣府有不讳⑧，吾辈宁有死所乎！"近侍惧，百方劝帝，始还京师。甫还而帝崩，彬伏诛，中外晏然，杰有力焉。未几致仕⑨。

【注解】 ① 弘治：明朝第九个皇帝明孝宗朱祐樘的年号。② 故事：旧事，先例。③ 武宗：明武宗朱厚照（1491—1521），在位 16 年。④ 扈行：随从皇帝出行。⑤ 晏驾：古代称帝王死亡的讳辞。⑥ 宣府：明代九大军事重镇之一。⑦ 大内：旧指皇宫。⑧ 不讳：死亡的婉辞。⑨ 致仕：旧时指交还官职，即辞官。

【白话文】 吴杰，武进人。弘治年间，因精通医术而被召至京师，经礼部考试后为高等医师。按惯例，高等医师入御药房，次等入太医院，下等遣还。吴杰对尚书说："我们这些医生被征来京师，等待了十余年，一旦遣还，穷困失意，实在是很可怜啊。我愿辞去御药房的工作，与其他医生一同到太医院就职。"尚书见他重义气，同意了。正德年间，武宗得病，吴杰用一剂药就治好了，于是被提升为御医。一天，皇帝打猎回来，很疲惫，患了出血的疾病。服用吴杰开出的药方后便痊愈，于是，吴杰又官升一级。从此以后，每为皇帝治好一次病便升官一级，直至太医院使，这前后得到了彪虎衣、绣春刀以及银币等赏赐。皇帝每次出行，一定会让吴杰随行护驾。一次。皇帝想要南下巡视，吴杰劝阻说："皇上身体不舒服，不适合远行。"皇帝大怒,令左右侍卫将吴杰请出去。等到皇帝班师回朝时,在清江旁钓鱼落水而得病。到临清后,急忙派人去召吴杰前来治病,等吴杰赶到时,皇帝病情已经加重,随从送到通州。当时江彬掌握兵权在皇帝左右,害怕皇上驾崩会使自己得祸,极力请皇帝去宣府。吴杰很担忧,对皇帝身边的侍臣说:"皇上病势很重,只能回到京师。倘若去宣府发生不幸,我们将死无葬身之地。"侍臣害怕了,百般劝说皇帝,这才回京师。刚回到京城,皇帝便驾崩了,江彬伏法,皇宫内外的人都安然无事,这都有赖于吴杰的功劳。不久之后,吴杰辞官。

中古俞跗

【出处】 〔西汉〕刘向《说苑·辨物》。

【原文】 中古之为医者曰俞跗,俞跗之为医也,搦①髓脑,束②肓膜③,炊灼九窍而定经络,死人复为生人,故曰俞跗。

【注解】 ① 搦:按。② 束:捆住。③ 肓膜:五脏之间膈中薄膜组织。

【白话文】 中古的名医叫俞跗,他治病的时候按着病人的后脑和脊骨,把肓膜捆上,熏灼九窍而使经络安定,让死人复活,因此称为俞跗。

周代医政

【出处】 〔先秦〕周公旦《周礼·天官冢宰》。

【原文】 医师掌医之政令，聚毒药以共①医事。凡邦之有疾病者，疕疡②者，造焉，则使医分而治之。岁终，则稽③其医事，以制其食④。十全⑤为上，十失一次之，十失二次之，十失三次之，十失四为下。

食医掌和王之六食、六饮、六膳、百羞、百酱、八珍之齐。凡食齐眡⑥春时，羹齐眡夏时，酱齐眡秋时，饮齐眡冬时。凡和，春多酸，夏多苦，秋多辛，冬多咸，调以滑甘。凡会膳食之宜，牛宜稌，羊宜黍，豕宜稷，犬宜粱，雁宜麦，鱼宜菰。凡君子之食恒放焉。

疾医掌养万民之疾病。四时皆有疠疾：春时有痟首疾，夏时有痒疥疾，秋时有疟寒疾，冬时有嗽上气疾。以五味、五谷、五药，养其病；以五气、五声、五色，眡其死生。两之以九窍之变，参之以九藏之动。凡民之有疾病者，分而治之。死终，则各书其所以，而入于医师。

疡医掌肿疡、溃疡、金疡、折疡之祝，药、劀、杀之齐。凡疗疡，以五毒攻之，以五气养之，以五药疗之，以五味节之。凡药以酸养骨，以辛养筋，以咸养脉，以苦养气，以甘养肉，以滑养窍。凡有疡者，受其药焉。

兽医掌疗兽病，疗兽疡。凡疗兽病，灌而行之，以节之，以动其气，观其所发而养之。凡疗兽疡，灌而劀之，以发其恶，然后药之，养之，食之。凡兽之有病者，有疡者，使疗之。死，则计其数以进退之。

【注解】 ①共：通"供"，供奉，供给。②疕疡：泛指疮疡。疕，头疮。③稽：考核。④食：俸禄。⑤全：通"痊"，病愈。⑥眡：如，比。

【白话文】 医师掌管有关医药方面的政令，收集药物以供医疗所用。凡王国中有患疾病的，患疮疡创伤的，都到医师的官府来看病，医师派医者对他们分别进行治疗。年终，考核医者医疗的成绩，以确定给予他们的俸禄：所有疾病治愈的为上等，有十分之一不能治愈的为次等，有十分之二不能治愈的又次一等，有十分之三不能治愈的又次一等，有十分之四不能治愈的为下等。

食医掌管调和王的六种饭食、六种饮品、六种牲肉、各种美味、各种酱类、八种珍肴。凡调和饭食应比照春天以温为宜，羹汤应比照夏天以热为宜，酱类应比照秋天以凉为宜，饮品应比照冬天以寒为宜。凡调和食物的滋味，春天偏酸味，夏天偏苦味，秋天偏辛味，冬天偏咸味，四季都调和一些能使之变得柔滑和甘甜的食品。凡调配牲肉和饭食，牛肉宜配合稻饭，羊肉宜配合黍饭，猪肉宜配合稷饭，狗肉宜配合粱饭，雁肉宜配合麦饭，鱼肉宜配合菰米饭。凡君子的膳食都依照这种调配原则。

疾医掌管治疗百姓的疾病。四季都有时气引起的疾病：春季有头痛病，夏季有皮肤长痒疥的病，秋季有寒疟病，冬季有咳嗽气喘病。用五味、五谷、五药治疗病人的疾病。根据病人的五气、五声和五色来观察病人预后好坏，同时观察病人九窍的变化，结合病人脏腑情况。凡是民众患病，就分别加以治疗，病人死了就分别记载死亡的原因，上报给医师。

疡医掌管肿疡、溃疡、金疡和折疡的治疗，以及刮去脓血、销蚀腐肉的调剂。凡治疗疡疮，用五种猛药来攻伐，用五谷之气来调养，用五药来治疗，用五味来调节药效。凡是用药，以酸味调理骨骼，以辛味调理筋腱，以咸味调理脉络，以苦味养气，以甘味调理肌肉，以滑味调理孔窍。但凡患有疡疮的人，都可以接受疡医的药物治疗。

兽医掌管治疗家畜的疾病，治疗家畜的疡疮创伤。凡治疗畜病，先灌药使它行走，节制它行走的快慢，以发动它的脉气，再观察表现而加以治疗。凡治疗家畜的疡疮，先灌药而后刮去脓血和腐肉，以去除病灶，然后敷上药，加以疗养，喂以饲料。凡家畜有疾病的,有疡疮的,就让兽医进行治疗,死了就统计死畜的数量,以决定兽医俸禄的增减。

蛛身治霍

【出处】〔宋〕李昉《太平御览》。

【原文】某郡张甲者,与司徒蔡谟旧有亲,侨①住谟家。数宿②行,过期不反。谟昼眠,梦甲云:"暂③行,忽暴病,患心腹胀满,不得吐痢,某时死亡。"又云:"我病名干霍乱,自④可治也。但人莫知其药,故令身死。"谟曰:"何以治之?"甲曰:"取蜘蛛,生断去脚,吞之即愈。"谟觉,使人往甲行所,验之,果死。问主人病与时日,皆与梦符。后有干霍乱者,谟试用,辄差⑤。

【注解】①侨:客居。②宿:指代天数。③暂:不久。④自:本身。⑤差:通"瘥",痊愈。

【白话文】某郡一个叫张甲的人,跟司徒蔡谟是旧时的亲戚,寄住到了蔡谟的家里。住了几天后外出,过了预定归来的时期还不回来。蔡谟白天睡觉,梦见张甲说:"我出去不久,忽然患了急病,感觉心腹部胀满,又没法吐或者泻下,我此时已经死了。"又说:"我的病名叫干霍乱,本身是可以医治的。只是别人不知道用什么药,所以导致身体亡故。"蔡谟说:"用什么治疗?"张甲说:"取用蜘蛛,在活着的时候断去它的脚,吞下去就可以痊愈了。"蔡谟醒过来,派人到张甲出行后的住所去查验,他果然已经死了。问那家主人张甲患病的情况和时间,都跟梦里面相符。后来有见到患干霍乱的,蔡谟尝试使用这个方法,疾病立刻痊愈。

拄尺疗病

【出处】〔宋〕李昉《太平广记》。

【原文】如意年中，洛州人赵玄景病卒，五日而苏。云见一僧与一木长尺余。教曰："人有病者，汝以此木拄之即愈。"玄景得见机上尺，乃是僧所与者。试将疗病，拄之立差。门庭每日数百人。御史马知己以其聚众，追之禁左台②，病者满于台门。则天闻之，召入内。宫人病，拄之即愈。放出，任救病百姓。数月以后，得钱七百余贯。后渐渐无验，遂绝。

【注解】①机：通"几"，几案，小桌子。②左台：左台监察御史的官衙。

【白话文】武则天如意年间，洛州人赵玄景病逝，五天后又复活了。说梦见一个和尚和一根一尺多长的木尺。和尚教他说："有患病的人，你让病人执持这木尺就能痊愈。"赵玄景醒后看见几案上有一根木尺，正是和尚送给他的。他试着用它治病，病人执持一下，病立刻就好了。消息传开，人们纷纷来找他，每天有几百人聚在他门前等待让他治病。御史马知己认为他是聚众闹事，逮捕了他并把他囚禁在左台，患者又聚集在左台门前。武则天听说了这事，召赵玄景进宫。宫人有病，执持木尺病立刻就好。释放出宫，任由他为百姓治病。几个月以后，赵玄景得钱七百多贯。后来渐渐不灵验了，就断绝了消息。